QUELQUES OBSERVATIONS

SUR LES

EAUX-BONNES

Clichy. — Imp. Paul Dupont, 12, rue du Bac-d'Asnières. (1680-73.)

QUELQUES OBSERVATIONS

SUR LES

EAUX-BONNES

Pourquoi ne sont-elles pas fréquentées plus encore ?

Quelle est l'époque la plus opportune d'une saison

d'Eaux-Bonnes ?

PAR

M. LE DR RAOUL LEROY

MÉDECIN DES *EAUX-BONNES*

PARIS

G. MASSON, ÉDITEUR

LIBRAIRE DE L'ACADÉMIE DE MÉDECINE

17, PLACE DE L'ÉCOLE-DE-MÉDECINE, 17

MDCCCLXXIV

QUELQUES OBSERVATIONS

SUR LES

EAUX-BONNES

———

Dire pourquoi les Eaux-Bonnes ne sont pas íre-
quentées plus encore, voilà, dira-t-on peut-être, une
entreprise un peu bien hardie, scabreuse certainement, et aux yeux de quelques-uns même extra-me-
dicale. Et cependant ce sujet s'est imposé à mes ré-
flexions avec la persistance d'une idée fixe sans qu'il
me fût possible de m'y soustraire. C'est après y avoir
beaucoup songé, avoir beaucoup questionné, avoir
recueilli tous les renseignements qui pouvaient servir à son élucidation, que, faisant foin de mes scru-
pules, j'ai réuni mes observations, pour les soumettre
au jugement de mes confrères et du public. Mon but
est d'être utile aux malheureux malades, et de con-
courir à la plus grande fortune d'un lieu charmant
qui convie par sa seule attraction ceux qui le con-
naissent, et qui leur assure la guérison toutes les
fois qu'elle est possible.

I

*Pourquoi les Eaux-Bonnes ne sont-elles pas fré-
quentées plus encore?*

Pour quiconque regarde et observe sur le théâtre
où je suis placé, il est une réflexion qui, de prime-
saut, se présente à l'esprit : Comment se fait-il que
l'affluence aux Eaux-Bonnes ne corresponde pas
plus exactement au nombre immense de malades
que convie leur spécialité? En d'autres termes, n'y a-t-
il pas disproportion évidente entre l'appropriation ri-
goureuse, presque exclusive de ces eaux si fameuses
que leur clientèle vient de tous les points du monde,
et leur fréquentation hors de pair avec l'universalité
d'un malqu'elles seules peuvent guérir avec sûreté, ou
dont elles seules partagent, avec un bien petit nombre,
le rare privilége d'éloigner les conséquences dernières?

La réponse à une question ainsi posée est loin
d'être simple. Elle comporte plus d'un développement ; elle commande avant tout les divisions nécessaires.

S'il existe au monde un remède vrai contre la
phthisie, et il existe, non pas contre toutes ses manifestations, s'entend, ni toutes ses périodes, c'est aux
Eaux-Bonnes qu'il le faut demander. Le fait est connu

et peu contesté. L'expérience de chaque saison nouvelle enrichit son dossier d'observations confirmatives auxquelles la compétence des médecins d'Eaux-Bonnes assure tout crédit.

Son efficacité est à une telle hauteur au-dessus de celle de toutes les eaux rivales, qu'elle a presque le droit de s'ériger en spécifique de la tuberculose. Par contre, la maladie qu'elle combat est la lèpre des civilisations modernes ; c'est Saturne qui dévore ses enfants. Nulle autre ne prélève sur l'humanité un plus lourd tribut ; car à toute médication empruntée à l'hygiène, à la thérapeutique, elle demeure le plus souvent rebelle. En présence d'une opposition si marquée, comprend-on qu'il ne se produise pas là où Dieu a placé le remède, — et dans quelle magnificence de mise en scène, — une affluence telle que le remède seul manque aux malades?

Telle est cependant l'exposition simple d'un fait qui saute aux yeux ; qui étonne d'autant plus ceux qui le constatent, que s'ils portent leurs regards sur des stations voisines, dont cependant les attributions légitimes, servies par d'abondantes richesses thermales, justifient lá multiplicité de leurs applications, ils voient leurs thermes encombrés de cette catégorie de malades pour lesquels seulement elles sont insuffisantes.

D'où vient de la part des malades une telle absence de discernement, une telle faute, je puis dire, qui entraîne, par des illusions trompeuses, la perte réelle d'un temps précieux, perte qui plus tard sera trop cruellement expiée? D'où vient, en un mot, une erreur de direction qui, de nos jours, semblait ne plus être permise à mesure que la connaissance de l'hydrologie se répand davantage, et qui, laissât-elle encore des doutes sur la médication thermale qui correspond le mieux à toute autre affection, n'en permet plus sur l'indiscutable indication de la station qui m'occupe. Cette indication est à ce point vulgaire et admise par l'opinion, que sans doute elle a nui à ce qu'elle devait servir. Car Eaux-Bonnes et phthisie se confondent si réellement de nos jours en une seule et même idée, que sur la gent pusillanime, hélas ! si nombreuse, il a dû plus d'une fois en rejaillir un épouvantail dont les effets persistent, et doivent entrer en ligne de compte dans la supputation des motifs de son exclusion pour bien des malades.

La fréquentation des Eaux-Bonnes par les malades atteints d'affections des voies respiratoires date de loin. Leur fortune fut rapide, en raison même de leur merveilleuse spécialisation d'action, bien vite établie. Mais alors que les voies rapides n'avaient pas encore étendu leurs réseaux sur le sol de notre pays, et moins encore dans les pays voisins, l'accès d'une station si lointaine n'était permis qu'au petit nombre. Seuls, les privilégiés de la fortune en pouvaient bénéficier. Ce fut cependant pour ces thermes une époque de prospérité relative. Si le nombre ne la justifiait pas, les propriétaires du pays se rappellent du moins qu'elle était justifiée pour eux par la qualité des buveurs. Il faut aujourd'hui les entendre, dans leurs regrets du passé, dérouler la nomenclature du nobiliaire de France dont les représentants à chaque saison nouvelle se donnaient rendez-vous aux Eaux-Bonnes. Où sont-ils allés, ces nobles buveurs

dont le flot s'est amoindri? La chose n'est pas douteuse, tout au moins avant nos malheurs, ce fut vers
les eaux d'Allemagne que la mode les conduisit. A
cette dispersion ne fut pas étrangère, dit-on, la présence d'un auguste personnage, dont la venue par
deux fois fut le signal de la désertion de ceux que
n'avaient pu rallier les faveurs de la nouvelle cour.
Assurément l'auguste visiteuse entraînait dans son
orbite un grand nombre de clients nouveaux et d'importance, mais elle en avait éloigné non moins, et
ceux-là ne revinrent plus qui prirent ailleurs des directions et des habitudes que la seule accoutumance
leur fît garder trop longtemps, sans doute, pour
leurs propres intérêts.

A cette époque des privilégiés, de ceux qui ne re-
culaient pas devant un voyage coûteux, à petites
journées, avec les temps d'arrêt nécessaires, entre-
pris à plusieurs, succéda l'époque. du plus grand
nombre, qui est encore la nôtre. C'est avec celle-ci
qu'à l'opposé de ce qu'on pouvait croire, la clientèle
des Eaux-Bonnes a diminué, dans l'un de ses éléments du moins, à ce point qu'il est constaté que les
provenances françaises, de Paris surtout, deviennent
depuis quelques années plus rares, de telle sorte que
si le contingent étranger, espagnol par-dessus tout,
n'y venait suppléer, et dans une proportion considérable, la fortune de cette station en serait amoindrie.

Pour mieux mettre en lumière un état de choses
très-remarqué, et dont les intéressés ont cherché à
se rendre compte, un peu de statistique trouve ici sa
place.

ÉTAT COMPARATIF DES PERSONNES
Venues à Eaux-Bonnes
Pendant les années 1864, 1865, 1866, 1867, 1868, 1869, 1870, 1871, 1872 et 1873.

DURÉE DE LA SAISON		FRANÇAIS	ESPAGNOLS	ANGLAIS	RUSSES	AUTRICHIENS	PORTUGAIS	BELGES	ITALIENS	POLONAIS	ALLEMANDS	AMÉRICAINS	HOLLANDAIS	TURCS et ÉGYPTIENS	PRUSSIENS	SUISSES	MOLDAVES et VALAQUES	BRÉSILIENS	TOTAL
Du 1er juin au 30 septembre.	1864	3,629	524	127	40	»	1	34	23	8	43	8	20	»	»	»	»	•	4,378
	1865	3,616	692	157	62	8	11	81	32	20	77	16	26	»	»	»	•	»	4,498
	1866	3,139	456	198	28	2	12	32	30	21	109	10	64	•	»	•	•	»	4,812
	1867	4,030	654	184	21	1	4	18	45	12	98	33	56	10	10	10	»	»	5,119
	1868	4,004	618	202	25	3	5	24	21	7	76	37	30	4	12	12	5	»	5,181
	1869	4,493	888	160	19	4	8	28	23	14	83	25	67	10	7	4	49	»	5,886
	1870	3,414	618	129	12	3	6	29	46	18	51	23	24	•	»	»	21	•	4,425
	1871	4,695	665	59	17	»	3	29	18	30	7	16	15	»	»	65	15	•	4,216
	1872	4,436	792	234	37	»	13	32	46	7	31	66	38	17	»	17	22	19	5,806
	1873	4,207	572	129	28	9	6	36	19	7	12	39	8	24	4	21	26	13	5,164
Totaux....		39,171	6,560	1,572	292	30	69	343	307	117	487	273	348	65	31	79	133	32	50,486

Chaque année les registres du fermier des Eaux-
Bonnes portent de 2,000 à 2,500 inscriptions de malades venant ainsi acquérir le droit de prendre les
eaux, sous quelque forme que ce soit. Mais ce
nombre n'est qu'une fraction du chiffre total, qui
varie avec celui des personnes qui les accompagnent.
En 1872, il avait été de 5,806 ; en 1873, il fut de
5,164. Le tableau annexé donne la comparaison des
dix dernières années avec l'indication des nationa-
lités qui concourent à composer la clientèle des Eaux-
Bonnes.

Une particularité de détail dans laquelle n'est pas
entré l'état comparatif, mais intéressante au point de
vue du sujet, c'est le chiffre des provenances pari-
siennes.

Or, d'après mes propres recherches, il fut, en 1873,
de 398, en diminution continue avec celui de l'année
précédente. Ce chiffre est à peine le treizième du
chiffre total, et le dixième de celui qui représente
les provenances françaises, dont, à d'autres époques,
il représentait à peu près la moitié.

La diminution du contingent parisien a coïncidé
avec la fortune presque subite d'une station du centre
de la France, dont les eaux arsenicales, jusqu'alors
peu usitées, devinrent tout à coup l'objet d'une fréquentation et d'un engouement sans précédent. A
juste titre elles ont paru aptes à modifier les constitutions chez lesquelles on admet aujourd'hui la
prédisposition à la tuberculose, comme transformation
ultime, par l'intermédiaire d'évolutions successives.

Sans doute elles peuvent devenir la ressource de quelques malades réfractaires à la cure d'Eaux-Bonnes. On ne peut davantage contester qu'elles ne puissent servir de recours favorable dans les manifestations tuberculeuses dont les sources originelles préexistantes sont du domaine de l'herpétisme ou de l'arthritisme, circonstances qui autorisent l'expérience d'une appropriation nouvelle. Ce qu'on peut dire de plus net en leur faveur, c'est qu'à distance elles sont encore elles-mêmes, qu'elles résistent au transport, heureux et rare privilége qui, dans cette direction, leur fait une supériorité sans conteste, mise en regard de la déchéance de nos eaux, pour lesquelles le refroidissement est le signal de transformations où sombre le meilleur de leurs vertus. Mais de là cependant au partage sans distinction d'une spécialisation d'action aussi justifiée que celle d'Eaux-Bonnes, vis-à-vis de la phthisie, il y a toute la distance d'une étude encore à faire.

S'il ne m'appartient pas de discuter dans quelles limites les eaux purement arsenicales peuvent confirmer, à ce point de vue, l'espoir mis en elles, tout au moins m'est-il permis de dire, en toute liberté, qu'avant de les mettre de pair avec celles dont l'éclatante vertu se vérifie à nouveau par les miracles de chaque saison nouvelle, faut-il au moins attendre les preuves qu'elles nous doivent de leur réelle opportunité, sans nier toutefois l'action reconstituante qui leur vaut une place importante dans la médication préventive des dégénérescences lymphatiques ou strumeuses.

Il y a loin, on le reconnaîtra, de cette démarcation rationnelle à une substitution presque totale à laquelle ne tendrait pas moins la continuité du flot grossissant qui s'est porté là dans ces dernières années. La mode, à l'opposé de ce que l'on pourrait croire, est étrangère à cette singulière dérivation ; car, dans ce cas, ses arrêts, d'accord en cela avec ceux du patriotisme prononçant l'exclusion des eaux d'Allemagne, eussent coïncidé avec leur abandon, et, en tous cas, le reflux de celles-ci eût suffi à niveler les différences. Mais il n'en fut pas ainsi : bien avant nos malheurs le mouvement s'était déjà prononcé. Il ne s'est pas arrêté ; il tend toujours à s'accroître.

Les difficultés du voyage ne sont pas davantage responsables du fait précité, car à part le parcours en voiture qui sépare encore Pau des Eaux-Bonnes, le reste de l'itinéraire s'accomplit en chemin de fer, de même que pour la plupart des autres stations de la même région. A chaque arrivée des convois, la foule se précipite à flots pressés aux abords de la chaîne pyrénéenne, pour de là se répartir dans les directions diverses, suivant la fantaisie ou le besoin de chacun. D'où vient donc qu'arrivée là, la foule semble s'écarter d'un lieu dont la notoriété est faite, au profit de stations rivales qui l'ont à faire dans la spécialisation limitée à laquelle je me restreins ?

Ces eaux auraient-elles dégénéré, ou les médecins qui président à leur administration n'auraient-ils plus la même compétence qu'autrefois leurs devanciers ?

A la première supposition je me hâte de répondre que, d'après les analyses faites à des époques rapprochées, par M. Filhol plus particulièrement, et les dernières datent de 1861, leur composition, leur température, leur débit n'ont pas varié ; et cela devait être, si l'on considère la nature des roches et la profondeur desquelles elles émergent.

Quant à la seconde, personne n'ignore que si la personnalité un peu despotique mais si saillante du D' Darralde a longtemps régné sans partage sur les Eaux-Bonnes, qui lui doivent leur plus brillant essor, son difficile héritage est échu aux mains d'une personnalité plus scientifique qui ne laisse rien à regretter du passé. D'autre part, pour ce qui concerne les autres médecins de la station, copartageants du même sceptre : les uns sont les contemporains de Darralde, formés à son école, praticiens experts dans l'art d'administrer les eaux qu'ils expérimentent depuis longtemps. Les autres, à des titres divers, se partagent la faveur des malades, rigoureux scrutateurs de leurs mérites, mais unanimes à leur reconnaître une compétence acquise par une longue pratique de l'auscultation et l'observation minutieuse d'un genre de malades que ne rappellent en rien ceux des hôpitaux ; tous ont été l'objet, de la part de l'inspecteur, le D' Pidoux, dans son récent discours à l'Académie de médecine sur l'inspectorat médical, d'une sanction assurément flatteuse qui ne sera taxée ni de tendresse ni de partialité, mise en regard de la façon exclusive dont ce juge, assurément compétent, mais sévère, s'exprime à l'égard des médecins d'eaux en général.

C'est donc ailleurs qu'il faut chercher la cause de la diminution du contingent parisien.

On avait cru la trouver, pour une part du moins, dans un quasi *consensus communis* d'appréhension prononçant une sorte d'exclusion tacite, et cela sous l'influence de préventions peu scientifiques qui ne résistent pas à l'examen. Pour des motifs encore plus invraisemblables on avait aussi, sans contrôle, émis la supposition toute gratuite que quelques-uns des consultants dont l'opinion fait foi participaient à cette exclusion. Pour ne parler que de celui dont le souvenir vit toujours sympathiquement aux Eaux-Bonnes, dont à une autre époque il avait apprécié la valeur par une expérimentation personnelle, et dont les consultations justement recherchées fournissaient le plus à sa clientèle, j'ai tous les droits de repousser une supposition si peu en harmonie avec son caractère. Elle est infirmée d'ailleurs par ses agissemements bien connus de chaque année, et en complet désaccord avec ses propres écrits (1).

Je lis, en effet, dans une de ses leçons cliniques, si riches d'enseignements et de précieux conseils sur les moyens de guérir : « Au premier rang de la médication des maladies chroniques se présentent les eaux minérales, et parmi elles surtout les eaux sulfureuses, dont l'utilité dans la scrofule et dans la tuberculisation pulmonaire est consacrée par la tradition et l'expérience de tous les jours. Je m'occuperai

______

(1) La nouvelle édition des *Leçons cliniques* de M. le Dr N. Guéneau de Mussy est la confirmation la plus directe et la plus récente de cette assertion.

plus spécialement des Eaux-Bonnes, qui me paraissent s'adapter mieux que toutes les autres sources sulfureuses au traitement de la phthisie : je vous dirai quelles sont les conditions de cette supériorité que l'opinion leur accorde depuis longtemps et qui me semble fondée sur des titres réels.

« Parlons d'abord de leur composition chimique... D'après les recherches de M. Filhol, les Eaux-Bonnes ont une constitution à part et diffèrent de toutes les autres sources pyrénéennes. Un litre d'eau renferme un peu plus de 2 centigrammes de sulfure, mais celui-ci, au lieu d'être exclusivement à base de sodium comme dans toutes les autres eaux des Pyrénées, est encore à base de calcium ; le chlorure de sodium s'y trouve en proportions très-notables (2 cent. 1/2 pour un litre environ) avec des traces de fer et d'iode. Voilà ce que l'analyse nous donne jusqu'à présent ; mais la chimie, vous le savez, ne trouve guère que ce qu'elle prévoit d'avance pouvoir trouver. Voyez ce qui s'est passé pour l'arsenic et l'iode : dans combien de corps ne les a-t-on pas rencontrés depuis qu'on a eu l'idée de les rechercher ! Savons-nous si des substances plus actives, encore inconnues jusqu'ici, n'existent pas dans les eaux minérales, et n'en modifient pas les propriétés ? Aussi, tout en tenant compte des données fournies par l'analyse, faut-il considérer ces eaux comme des unités complexes au point de vue thérapeutique, et en étudier les effets sur l'homme sain ou malade...

« Bordeu, le premier, a employé les Eaux-Bonnes dans la phthisie. Après avoir constaté leur efficacité dans les plaies extérieures, il pensa qu'elles pour-

raient aider à la cicatrisation des ulcères internes ;
suivant lui elles agissent par ce procédé qu'on a appelé depuis irritation substitutive ; elles changent,
dit-il, en une affection aiguë, c'est-à-dire suscep-
tible d'une solution favorable, une maladie chroni-
que, et dans laquelle par conséquent l'effort médica-
teur de la nature est inférieur au mal qu'il doit vaincre.
Cette théorie semble acceptable en ce qui concerne
le catarrhe et l'engorgement du tissu pulmonaire autour du tubercule. Bien qu'en général consécutifs,
ces accidents, avons-nous dit, deviennent un élément
important de la maladie et favorisent les progrès du
travail hétéromorphe ; ils peuvent être modifiés par
la médication sulfuro-thermale qui en même temps
relève l'activité organique, stimule le travail nutritif
et peut être ramenée ainsi dans ces effets essentiels
aux deux conditions que nous avons indiquées
comme bases du traitement...

« Je vous ai dit, messieurs, que je préférais dans
les affections de poitrine les Eaux-Bonnes aux autres eaux sulfureuses ; vous verrez cependant des
médecins conseiller indifféremment Cauterets ou les
Eaux-Bonnes, mais je ne crois pas que Cauterets
puisse soutenir la comparaison. Outre sa minéralisation inférieure, la source de la Raillière est à deux
kilomètres de Cauterets, tandis qu'aux Eaux-Bonnes
les maisons sont groupées autour de l'établissement
thermal : ce qui permet, sans fatiguer le malade, de
fractionner les doses autant qu'on le juge convenable. En outre, tandis que la vallée des Eaux-Bonnes
est abritée de tous côtés par une ceinture de montagnes et que l'air y est habituellement très-calme,

celle de Cauterets, plus élevée de 200 mètres, est un corridor ouvert à la violence des vents. Je ne veux pas dire par là que jamais on n'ait vu de tuberculeux guérir aux eaux de Cauterets ; j'ai entendu quelques malades se louer de leurs effets : mais ce que je soutiens, c'est que les Eaux-Bonnes doivent être préférées dans l'immense majorité des cas. »

Et dans un travail qui fait autorité dans le traitement de l'angine granuleuse, parce qu'il est le résultat de plusieurs années de pratique hydrologique de la part de son auteur, le même médecin dit encore : « L'Eaux-Bonnes, dont l'expérience consacre chaque jour l'efficacité dans les affections chroniques des organes respiratoires, doit être à cause même de son activité employée avec prudence, etc» ; et ailleurs : Ce que je viens de dire de l'emploi et de l'action de la médication sulfureuse s'applique spécialement aux Eaux-Bonnes. Les autres eaux sulfureuses jouissent-elles de la même efficacité ? Un médecin honnête et consciencieux ne pourrait prononcer sur une pareille question qu'après avoir passé successivement plusieurs années dans chaque localité thermale, pour en comparer les effets. Aussi je ne chercherai point à établir de comparaison ; je dirai seulement que les Eaux-Bonnes réunissent un ensemble de conditions éminemment favorables dans les maladies des voies respiratoires, et qu'elle me paraissent justifier la préférence traditionnelle que leur accordaient depuis plusieurs siècles les médecins et les malades, dans les affections de cette nature. Les malades qui ont parcouru les diverses stations thermales des Pyrénées s'accordent en général à reconnaître à nos eaux une douceur, une onctuosité, un velouté (c'est leur expression), qu'ils ne trouvent pas ailleurs. J'en ai vu qui avaient pris d'autres eaux pendant plusieurs années sans éprouver aucune amélioration; chez quelques-uns même après qu'ils en avaient fait usage les phénomènes morbides s'étaient développés ou exaspérés, et ils ont été guéris par les Eaux-Bonnes, etc. »

Peut-être toucherait-on de plus près à la cause de la diminution de cette partie de l'élément national, constatée par la statistique, en se reportant à l'époque de son début. On la trouverait alors coïncidant tout au moins avec la double ingérance que tenta de s'arroger une personnalité thermale bien connue, aujourd'hui disparue, appelant à elle ici et là tout ce qui de près ou de loin se rattachait à son domaine.

Pour se soustraire à une prétention d'ubiquité, née d'un despotisme non combattu, qui ne tendait à rien moins qu'à s'étendre successivement sur les deux plus grands théâtres, et contraire aux usages professionnels établis, le courant fut détourné au profit d'autres lieux qui l'ont en partie conservé, quoiqu'ils ne justifient pas à beaucoup près toute la substitution dont ils ont bénéficié.

Il est un prétexte derrière lequel se retranchent quelques malades et parfois le médecin, prétexte qu'à peine il serait permis de dédaigner de la part de gens du monde, mais qui dans la bouche du médecin devient un argument étrange. Les Eaux-Bonnes sont trop fortes, disent-ils de concert; et sans les avoir expérimentées, sur la foi de je ne sais quelles impressions, ils s'en abstiennent à leur détriment.

Est-ce que l'acide arsénieux est exclu du domaine thérapeutique parce qu'il est un des plus violents poisons du règne minéral ; et pour ce motif se prive-t-on des ressources de son emploi comme médicament? Repousse-t-on la spécificité du mercure à cause des inconvénients de son usage abusif? De même pour l'atropine, la digitaline, l'acide cyanhydrique et tant d'autres. La thérapeutique presque tout entière ne se compose-t-elle pas d'agents toxiques qui dans la main du médecin instruit, expérimenté, se transforment en précieux moyens de guérir. De même encore, parce qu'en effet l'Eaux-Bonnes, que les voix les plus autorisées proclament un médicament animé, participe aux attributs du médicament jusqu'à devenir poison elle-même dans des circonstances déterminées, va-t-on pour cet en cas se refuser aux bénéfices de son usage. Et qu'on ne dise pas que les termes de la comparaison sont différents, ou que de leur rapprochement ne découlent pas les déductions que j'en veux induire. Je maintiens que leurs termes se ressemblent et que les conséquences en sont logiques. Car ce qui fait l'application possible du poison minéral ou végétal à l'art de guérir, c'est la dose médicamenteuse, et son opportune appropriation. Il n'en est pas autrement de l'Eaux-Bonnes. Peut-être parmi ceux qui la repoussent comme trop forte, en est-il qui peu édifiés sur la prudence et la parcimonie qui président à son administration rationnelle, ignorent que les doses en sont réduites jusqu'aux proportions d'une petite cuil-

lerée pour les malades dont l'état ne comporterait
pas sans danger des quantités plus grandes. En un
mot, il en est de l'Eaux-Bonnes comme de tout autre
médicament. Les succès comme les revers dépendent,
et dans la même proportion, du tact de l'auteur. Voilà
pourquoi, on me permettra de le répéter après l'inspecteur des Eaux-Bonnes, les praticiens de cette
station se sont toujours par leurs études mis à la
hauteur de la compétence qu'on leur a reconnue de
tout temps, et que commandait la puissance peut-être
menaçante du médicament dont ils ont le manie-
ment.

L'objection, quoique la même au fond, se formule
encore d'une autre sorte, et souvent on entend répéter autour de soi que les Eaux-Bonnes sont excitantes, trop excitantes. A cette qualification qui n'est
qu'une interprétation des phénomènes bien ou mal
observés, subordonnés toujours au mode d'emploi,
une simple visée de l'esprit, pourrai-je dire, j'en oppose une autre ni plus ni moins fictive : je dis qu'elles
sont réparatrices et cicatrisantes, Or, comment, je le
demande, peut s'exercer l'action réparatrice, si ce
n'est en activant le travail vital des éléments orga-
niques demeurés sains au voisinage de ceux qu'a
envahis le mal destructeur? Comment aussi peut-on
concevoir la mise en œuvre de cette force réparatrice
autrement que par les voies et moyens que l'observation nous révèle être ceux que la nature met en
œuvre pour réparer une perte de substance, accom-
plir un travail d'élimination, ou opérer une transformation organique quelconque ; c'est-à-dire par l'af-
flux des liquides, sang, lymphe, ou autres agents,

par l'intermédiaire desquels sont recomposés de toutes pièces de nouvelles cellules, de nouveaux tissus, et accrue la vitalité de ceux qui, demeurés indemnes dans leur trame organique, avaient subi néanmoins une diminution dans l'énergie de la fonction ? La nature n'a pas d'autres artifices ; et le premier effort accompli par elle dans le sens de la guérison se signale par une poussée inflammatoire à laquelle succède peu à peu un apaisement graduel dont la phase terminale est le rétablissement complet.

La cure thermale n'est que la reproduction artificielle des procédés. de la nature, provoquée par le médicament Eaux-Bonnes. Là aussi se fait une poussée qui a pour mission de se substituer à la poussée tuberculeuse. Envisagée de cette sorte, l'excitation, si tant est qu'on la nomme ainsi, loin d'être incriminable, ne doit-elle pas être recherchée, puisque dans les limites que lui assigne le médecin sagace et prudent qui la provoque, elle est la marque infaillible d'une réparation de bon augure encore à son début, et l'étape nécessaire avant la guérison?

Pour donner plus de relief au rôle prédestiné que la nature me semble avoir réservé à la cure d'Eaux-Bonnes, comme le *summum* de l'intervention médicatrice dans les cas trop nombreux, hélas ! qui commandent son emploi, qu'on me permette un autre rapprochement. Repousse-t-on l'opération chirurgicale reconnue nécessaire, amputation ou autre, à cause des dangers qu'elle implique, des douleurs qu'elle provoque, ou des chances inconnues que voile l'avenir ? Ne l'envisage-t-on pas au contraire comme le seul recours encore possible contre les conséquences fatales d'un mal implacable ? Les suites ordinaires de l'évolution tuberculeuse, de certaines formes du moins, ne sont pas moins cruelles lorsque pour la combattre on lui oppose seulement les armes de l'arsenal thérapeutique ? Et c'est dans un tel dénûment que, sous prétexte d'excitation, on s'abstiendrait de la médication thermale qui seule lui fait échec, et qui souvent, alors que tout espoir eût semblé vain, devient la digue devant laquelle s'arrête la marche envahissante d'un mal auquel rien jusque-là n'avait fait obstacle !

Ne semble-t-il pas qu'à cette heure aussi, le moment est venu où le salut n'est plus qu'aux mains du chirurgien habile dont l'intervention est la seule chance qui ne soit pas éteinte, au risque même des dangers de l'opération, dangers moins certains que ceux qu'eût réservés l'avenir d'une timide abstention ?

Peut-être, dira-t-on, j'évoque à plaisir pour le besoin de la cause des situations de fantaisie ou sans réalisation possible. On me permettra de dire qu'il faut avoir vu de près les malades tributaires des Eaux-Bonnes pour bien connaître ce cadre nosologique, pour avoir aussi la notion des hésitations, des essais infructueux, des directions opposées, qui ont précédé la décision ultime qui amène près de nous ces malades, pour se rendre compte du temps perdu, par contre du terrain conquis par la maladie, et du peu de ressources qui restent.

Au lieu du discrédit imprudemment jeté sur une héroïque médication, ne serait-il pas plus sage de la proclamer le seul espoir qui survive à tant de naufrages ? Il est vrai que le mode d'emploi usité à une époque déjà lointaine a pu quelquefois, et dans quelques mains, expliquer les appréhensions des esprits timides. Mais ceux-là dont la tendance serait encore de le proscrire ne devraient pas ignorer qu'une réaction toute scientifique s'est accomplie contre les agissements du passé, et qu'aujourd'hui c'est presque à dose homœopathique que les praticiens des Eaux-Bonnes administrent le puissant médicament dont ils ont la dispensation.

Pour modifier les constitutions qui contiennent en germe la tuberculose, loin de moi la pensée de récuser les eaux arsenicales, et l'opportunité que leur attribuent des théories cependant encore mal assises ; mais quand elles ont pris domicile il serait injuste, préjudiciable, de méconnaître qu'elles doivent le pas à leur aînée. Je ne crains pas de le dire : la responsabilité douloureuse d'un trop tardif emploi, nul n'a le droit de l'imputer au remède ; elle retombe tout entière sur le scepticisme de ses auteurs, aussi bien que sur leurs défaillances. Ne sait-on pas d'ailleurs combien la nature, dont les lois souvent nous échappent, est capricieuse ou profonde dans ses voies mystérieuses ; et que tel malade se rit de l'arrêt tacitement prononcé contre lui, tandis qu'un autre, par une fin rapide, dément brusquement les espérances qu'un examen sérieux autorisait à concevoir ?

Que de fois cependant on entend confondre, comme à dessein, ces catastrophes qui ne sont autres que les suites prévues d'un mal qui pas assez ne fait merci, avec les effets de réaction thermale invoquée trop tard ou impuissante, — la chose peut avoir lieu, — pour

la circonstance où ses ressources sont mises en jeu !
On dit alors avec une légèreté inconsciente le plus
souvent du peu de logique qu'elle implique, ou que
l'Eaux-Bonnes est la cause de tout le mal, ou qu'elle
l'a hâté, comme si le même désastre n'eût pas eu
lieu dans l'abstention, et plus tôt encore ! car je n'ai
pas à répondre à l'imputation toujours improuvée du
tort causé par l'administration sage et méthodique
du médicament dont la pratique scientifique et expé-
rimentée de ceux qui en surveillent l'emploi journa-
lier assure le bien ordonné.

Le *post hoc, ergo propter hoc* est un des plus fau-
tifs moyens de raisonnement qui se puissent imaginer,
bien que celui le plus souvent invoqué à l'appui des
déductions de l'ignorance passionnée, ou comme jus-
tification de conceptions extra-scientifiques. N'est-il pas
de toute évidence qu'un lieu si fameux qu'il attire à lui,
de tous les extrêmes du monde, les victimes que fait
un mal qui est la lutte d'un élément mort-né, comme
le dit si bien le D\u02b3 Pidoux, avec tout ce qui vit encore
indemne de l'organisme, sera quelquefois aussi, quoi
qu'on fasse, le dernier épisode d'une longue histoire
de ruines antérieures ; et qu'arrivées là de chute en
chute, à bout de force et de résistance, elles y per-
dront même la dernière espérance ? Pour qu'un autre
lieu pût se dire avec raison plus favorablement doué
au point de vue dont il s'agit, ne faudrait-il pas que
recevant un nombre égal de malades de même sorte, il
en rendît plus encore à la vie commune, ou que ceux-là
que ses eaux auraient régénérés pour un temps ne
fussent pas plus tard, ou à peu de distance de leur
retour, aussi fatalement frappés ?

Pour être juste, il faut dire que si la station d'Eaux-Bonnes paye à la mort un tribut douloureux, ainsi le veulent les destinées de sa spécialité ; et qu'il serait moindre si moins longtemps les malades qu'elle invite résistaient à son appel ; que si l'on considère d'un côté la continuité de l'évolution tuberculeuse pour ceux qui refusent d'y recourir, et de l'autre le nombre de ceux dont elle récompense, en les faisant vivre, l'assiduité de plusieurs années, bientôt on verra que de la comparaison de ces deux termes il ressort plus de motifs déterminants en faveur de l'usage de l'Eaux-Bonnes, que de prétextes pour s'en abstenir.

Si, en toutes circonstances, l'intervention médicale n'était partout nécessaire dans les stations thermales, l'argument ici s'offrirait de lui-même en faveur de son indispensabilité, si d'autre part Th. Bordeu, dans les conseils qu'il donne à Mme de Sorberio (2e lettre), ne l'avait préconisée depuis longtemps, en disant : « On ne peut prendre les eaux sans les conseils d'un bon médecin, car si chaque malade les employait à sa fantaisie, il risquerait de se trouver fort mal de l'abus qu'il pourrait en faire. » De fait, l'Eaux-Bonnes est un médicament d'une prodigieuse puissance ; et l'ignorant qui par niaiserie, imprudence, vantardise ou économie s'érigerait seul en régulateur de son opportunité et de ses doses courrait les plus grands risques ; sa vie même ne serait pas hors de cause. Mais sont-ce là, je le répète, des raisons suffisantes pour en imputer le tort au médicament qui, par des mains habiles, devient le point de départ d'une réparation élective, où éclate sa puissance médicatrice, et le signal de résurrections qui touchent au miracle? Malheureusement, il est des malades mal inspirés qui, à l'insu du médecin qu'ils ont consulté cependant, s'imaginent qu'ils peuvent hâter la guérison par des doses abusives. Non-seulement ils manquent le but, mais encore ils aggravent leur situation peut-être pour long-temps; et pour comble d'injustice ils en rejettent la faute sur ce qu'ils appellent ensuite *la trop grande force de l'eau*. Pour tout dire, ils ont ajouté par une saturation hâtive de nouveaux maux à ceux dont ils voulaient s'affranchir; et c'est ainsi que le plus souvent les imputations qui s'adressaient à l'eau reviennent de plein droit à l'usage que l'on en fait.

Mais voici bien un autre tort qui figure au procès des Eaux-Bonnes. Il importe de le discuter pour le réduire à ses justes proportions ; celui-là a pour lui les apparences. Il est grave surtout aux yeux des gens du monde, qu'il peut éloigner; mais à priori beaucoup moins aux yeux des médecins, pour les-quels l'accident qu'il vise n'a pas le même caractère de gravité.

Souvent on objecte à l'encontre des Eaux-Bonnes qu'elles provoquent les hémoptysies, qu'elles font cracher le sang, et l'on ajoute qu'il n'en est pas de même à Cauterets, au Mont-Dore, ni dans les autres stations thermales. Le public médical et les malades exagèrent les propriétés hémorrhagipares de l'Eaux-Bonnes, et surtout ses conséquences (1). Il serait facile de prouver que ce qu'on appelle l'excitation, et les

(1) Consulter à cet égard un récent et excellent travail du Dr Tras-tour, professeur de clinique médicale à l'école de médecine de Nantes, sur les hémoptysies congestionelles et les craintes plus ou moins fon-dées qu'elles inspirent par rapport à la tuberculisation et à la phthisie pulmonaire. Les conclusions en sont rassurantes. A. Delahaye, 1872.

transformations qui en résultent, sont curatives plus que dangereuses, et qu'elles ne tournent à mal que dans les cas d'inopportunité ou de mal emploi.

Il faut savoir en outre, quoique l'analyse chimique des eaux minérales soit encore à faire, — car M. Filhol, le directeur de l'école de médecine de Toulouse et l'auteur d'un grand nombre d'analyses thermales, annonçait lui-même il y a quelques années qu'une nouvelle analyse de l'Eaux-Bonnes serait toute une révélation, — que la minéralisation actuellement connue de l'Eaux-Bonnes mise en regard de celle d'autres sources pyrénéennes est inférieure en sulfuration à celle de Luchon, d'Amélie, du Vernet, et se rapproche de celle de Cauterets : la source Vieille renfermant 0,021 de sulfure de sodium par litre, et la Raillère 0,019; le chlorure de sodium seul y figure dans la proportion de 0,264 par litre, tandis que la Raillère n'en contient que 0,049. Mais le chlorure de sodium, étant un agent de reconstitution, ne sera pas accusé d'être une cause d'hémorrhagie.

Parmi les causes qui président à l'hémoptysie ou qui la provoquent il faut écarter l'altitude, sans quoi elle serait commune à la plupart des stations thermales, où cependant l'on a toujours envoyé les malades atteints d'affections des voies respiratoires ; et si les Eaux-Bonnes sont à 750 mètres au-dessus du niveau de la mer, la Raillère en est à 1,049 mètres, et le Mont-Dore à 1,052 mètres. Ces deux stations étant à un niveau plus élevé, les hémoptysies y devraient être plus fréquentes que dans la première, si l'altitude en était la cause déterminante, ce qui n'a pas lieu. Tout à l'opposé de ce qui pourrait être supposé, quand on se reporte aux hémorrhagies qui ont signalé les ascensions des aéronautes à des élévations excessives, ou simplement aux symptômes compris sous le nom de *soroche* dont sont atteints les Européens dans les premiers temps de leur habitation des villes comme La Paz, Aréquipa, bâties dans l'Amérique méridionale, à des hauteurs de plus de 4,000 mètres, ce qui se passe chez l'homme dans l'état de santé ne se reproduit plus dans les conditions différentes de tissu qu'a fait naître la maladie. Si en effet on s'en tient aux faits cliniques qui seuls doivent servir de base dans une appréciation de cet ordre, il est au contraire bien établi que l'immense majorité des malades atteints des diverses affections bronchique, pulmonaire ou laryngienne n'est pas défavorablement impressionnée par la diminution de pression atmosphérique des stations thermales indiquées. Peut-être faut-il chercher l'explication du fait dans l'épaississement de la muqueuse bronchique et pulmonaire, rendue par là moins perméable au sang, à la pression atmosphérique ordinaire. Il se peut aussi que des organes depuis longtemps frappés d'atonie, fonctionnant avec indolence, soient heureusement modifiés par une diminution de pression. Enfin la diminution des proportions d'oxygène dans l'air inspiré doit être considérée comme une circonstance heureuse dans la phlogose tuberculeuse.

Si l'altitude ne peut être mise en cause pour expliquer les hémoptysies, faut-il mettre en avant la nature même de l'eau? Je ne le pense pas davantage ; car une explication du fait toute naturelle se présente de soi, sans qu'il soit besoin d'invoquer une action

congestionnante de l'eau. Quels sont en effet les malades qui, pour la majeure partie, fréquentent les
Eaux-Bonnes, sinon des tuberculeux, sujets aux
hémoptysies ? N'en avaient-ils pas avant leur venue ? Quoi d'étonnant qu'ils en aient encore après,
sans qu'il soit besoin d'invoquer une autre cause ?
Mais si les hémoptysies sont fréquentes aux Eaux-
Bonnes, elles ne le sont pas encore autant qu'on le
prétend. En tout cas elles y ont dû suivre les fluctua-
tions des principes hydrologiques qui tour à tour ont
prédominé dans l'administration des Eaux : plus fréquentes quelquefois aux époques où l'Eaux-Bonnes
était administrée *larga manu*, bien plus rares aujour-
d'hui que prévalent les idées contraires. Mais en toutes
circonstances, les phthisiques ne sont-ils pas là toujours en majorité, puisque c'est à eux spécialement
que l'Eaux-Bonnes s'adresse? Que signifie alors cette
comparaison avec Cauterets, qui semble appelée pour
le besoin de la cause ; et quel avantage en induire si
de la comparaison ressort une supériorité de la part
de Cauterets? La déduction toute naturelle à en ti-
rer n'est-elle pas que, absolument et relativement,
le nombre des tuberculeux y étant moindre, il ne
pouvait en être autrement ?

D'autre part, les médecins qui exercent aux Eaux-
Bonnes depuis longtemps protestent contre l'imputation que les hémoptysies soient là, par le fait du
traitement thermal, plus fréquentes qu'ailleurs.
Enfin, sont-ils eux-mêmes responsables de l'erreur
qui préside à l'envoi de quelques-unes de ces phthisies à forme active sthénique, qui parfois s'y viennent
égarer, sans que pour le médecin du lieu le cas

puisse être pressenti ni évité par avance? C'eût été le moment de discuter la valeur réelle d'un symptôme plus effrayant sans doute que fâcheux en réalité, dans la plupart des cas; mais cette appréciation dépasserait la portée du sujet. Plus tard il me sera possible de l'aborder avec plus de compétence, et de lui donner le développement qu'elle mérite. Mais ce que je ne puis omettre, c'est de reproduire ici l'opinion du Dr Darralde sur le même sujet, et celle-là a toute autorité :

« L'hémoptysie (1), comme chacun sait, est un des accidents de la phthisie qui inspirent aux malades le plus d'effroi. Or, les Eaux-Bonnes ont-elles réellement le triste privilége d'en favoriser le retour, ou même de la provoquer de toutes pièces? Il suffit pour répondre à cette question de se rappeler ce que nous avons dit de la facilité extrême avec laquelle les types primitifs se reproduisent sous l'influence de l'action excitante de ces eaux. Si donc des crachements de sang ont eu lieu déjà, on doit redoubler de précautions dans le dosage de l'eau minérale, de peur de les voir se répéter. Remarquons, toutefois, que l'hémoptysie s'observe plutôt chez les individus pléthoriques, d'ailleurs bien constitués, que chez ceux qui portent le cachet du tempérament chloro-anémique. Or, comme c'est pour ceux-ci que les Eaux-Bonnes devront être plus spécialement réservées, il en résulte ce fait, en apparence paradoxal, que ce qu'on appelle une belle constitution convient mieux pour l'action de ces eaux qu'une constitution plus débile. Dans ce dernier cas en effet il n'y a pas les

1) Guide Constantin James.

mêmes motifs pour que les eaux, convenablement administrées, déterminent d'hémorrhagie vers le poumon, lorsque surtout rien de semblable n'est survenu pendant la période d'évolution des tubercules. »

Disons pour conclusion : qu'à nombre égal de tuberculeux dans les mêmes conditions, les Eaux-Bonnes ne sont pas plus incriminables d'accidents de ce genre qu'aucune autre station thermale, et peutêtre qu'aucun autre lieu quelconque.

Faut-il faire ici figurer contre nos eaux ces accidents encore trop nombreux qui naissent de l'imprudence dont j'ai parlé ? On n'imagine pas, en réalité, le nombre des malades qui, forts de leur liberté de par la loi, de boire sans avis ni contrôle, en usent et en mésusent. Les uns nient la nécessité d'une intervention médicale et la rayent de leur budget; d'autres, se targuant des prescriptions d'une précédente saison pour se considérer comme suffisamment renseignés, concluent de l'identité supposée de leur état à l'identité du traitement. Quoi d'étonnant que pour ceux-là la cure entraîne des mécomptes ? Je le répète : l'Eaux-Bonnes est une eau minérale naturelle d'une exceptionelle activité ; et, comme l'a dit encore M. l'inspecteur Pidoux : « la liberté du libre usage est une licence dangereuse; » et il ajoute : « Notre eau est vraiment un médicament ; bien souvent nous commençons par une cuillerée là où le malade, livré à lui-même, aurait pris un verre. C'est juste la différence de l'utile au nuisible, et même au dangereux. A leur gré, les malades ne boivent jamais assez. Beaucoup de malades qui sont venus plusieurs fois dans une station thermale pour la même affection nominale, et qui, dans une première ou une deuxième saison, ont consulté un médecin, croient pouvoir s'en passer les années suivantes, sous prétexte que, leur maladie ayant toujours le même nom, son traitement thermal doit toujours être le même. Combien de fois ils se trompent! combien de fois leur ancien médecin les voit revenir à lui et le consulter pour des accidents plus ou moins graves qu'un premier conseil eût prévenus ! Mais le mal est fait (1). »

Ce n'est pas tout, la pusillanimité des malades a sa part dans cet éloignement d'une station dont le nom est devenu presque synonyme de phthisie. Car c'est le propre de cette maladie de s'ignorer elle-même et de chercher à se méconnaitre. Combien de malades, et des plus malades, s'abusent sur leur état, qui peut-être en auraient une subite révélation si les Eaux-Bonnes leur étaient ordonnées sans ménagement! Bien souvent le médecin a sa part dans les compromis. Ne savons-nous d'ailleurs que l'entourage est loin d'être sans influence sur les décisions à intervenir, que sa compétence n'est pas en question, et que l'avis le moins autorisé n'est pas toujours le plus dédaigné ? Or, si la pusillanimité trouve accès dans l'esprit des malades, il ne faut pas croire que la famille ou les amis en soient affranchis. De cet ensemble de circonstances, de ce conflit d'opinions, naissent les décisions les moins radicales ; et toujours celles-là ont chance de prévaloir sur les esprits timorés. C'est alors que, le plus ordinairement, non-seulement le

(1) Dr Pidoux, Discours à l'Académie sur l'inspectorat médical.

choix qui a réuni les suffrages est fautif, mais il est dangereux ; car les agents de curation mis en œuvre sont impuissants à réparer des lésions auxquelles ils n'ont pas mission de correspondre ; et d'autre part le malade a perdu dans une sécurité trompeuse·un temps précieux qu'ailleurs il eût si utilement mis à profit contre des désordres qui s'accroissent, et que peut-être il eût enrayés dans leur évolution fatale par une plus judicieuse décision.

En faveur de la station d'Eaux-Bonnes et de la spécialisation de son action, la parole revient de droit au Dr Darralde qui, après s'être étendu sur les propriétés excitantes révulsives, communes à toutes les eaux sulfureuses de la chaîne pyrénéenne, ajoute : « En outre de cette action elles en possèdent une substitutive et locale qui, bien que se faisant sentir sur tous les points engorgés, se concentre plus particulièrement cependant sur les affections des organes thoraciques. De là un caractère de spécificité que l'on ne rencontre dans aucune autre source, etc. » Cette spécificité revendiquée au profit des Eaux-Bon nes n'est pas un fait nouveau. Beaucoup de médecins l'ont invoquée, et parmi ceux-ci, l'un d'eux, le DrAndrieux, professeur agrégé de la faculté de Montpellier (1), la soutint avec toute l'autorité d'un talent et d'un savoir reconnus. J'avoue, malgré mon admiration pour l'héroïque ressource que la nature a mise en nos mains et ma confiance illimitée dans son opportune intervention, ne pouvoir partager cette manière de voir. Je ne puis admettre que des organes passibles d'affections différentes dans leur espèce, dans leurs

______

(1) *Essai sur les Eaux-Bonnes.* (Agen, 1847.

causés et dans leurs formes si multiples, trouvent leur extinction dans une médication spécifique, alors que la cause qui leur a donné naissance n'est pas elle-même d'origine spécifique. Envisagé à tout autre point de vue, il n'est pas admissible non plus qu'un médicament aussi complexe qu'une eau minérale soit rangé au nombre si restreint des spécifiques dans le sens rigoureux du mot: tout au plus la spécialité pourrait-elle être concédée, mais restreinte à l'un quelconque des éléments qui la composent. Ce ne peut être le soufre qui serait investi de tels attributs, même dans l'herpétisme : les thérapeutistes autorisés se refusent à les lui reconnaître. Le chlorure de sodium n'a pas plus de droit à les revendiquer. Mais si l'Eaux-Bonnes n'est pas à la hauteur d'un spécifique, il est incontestable qu'elle a sur les voies aériennes l'action d'élection dont j'ai parlé ; et d'ailleurs les expériences de Cl. Bernard établissent que c'est par cette voie que se fait l'élimination des principes sulfureux absorbés.

Quoi qu'il en soit, n'y eût-il pas d'autres motifs d'une préférence, bien justifiée cependant, que les conditions topographiques du lieu mises en opposition avec les conditions de même sorte d'autres stations rivales, qu'elles suffiraient à la légitimer. Il n'est donc pas hors d'à-propos, eu égard au but que je me suis proposé, de mettre en lumière les heureuses dispositions relatives à la nature géologique, à la configuration du sol, à son altitude, circonstances auxquelles la station d'Eaux-Bonnes est redevable d'une partie de ses avantages. Il y a vraiment lieu de s'étonner que parmi les médecins, d'ailleurs en petit nombre, qui ont écrit sur cette station, il ne s'en soit pas trouvé un seul qui ait fixé son attention au degré convenable sur les conditions intéressantes et toutes spéciales dont il est impossible de méconnaître l'heureuse influence sur les affections respiratoires que l'on y traite, et au point de vue desquelles elles acquièrent une véritable importance. Cependant il serait injuste d'omettre que parmi les praticiens, si distingués d'ordinaire, qui exercent ou ont exercé aux Eaux-Bonnes, plusieurs ont été frappés des résultats avantageux qui procèdent du climat, de l'altitude, et qu'ils en ont considéré le bénéfice comme un auxiliaire puissant ajouté aux ressources thermales du lieu, dont les stations rivales sont dépourvues, pour ne rien dire de plus.

La station d'Eaux-Bonnes est située dans une impasse, cernée de toutes parts par de hautes montagnes qui la surplombent et ferment toute issue aux courants atmosphériques qui pourraient faire irruption du midi, de l'est ou du nord ; par l'ouest seulement elle n'est défendue que par un changement de direction de la gorge, ce qui cependant ne serait pas un obstacle à l'introduction des vents, s'ils n'avaient devant eux un couloir tout ouvert dans le gave du *Valentin*, qui leur livre passage jusqu'à la brèche du col de Torte. De là résulte que jamais il ne vente aux Eaux-Bonnes ; tout au plus quand un orage doit éclater s'élève-t-il, pendant quelques instants, des tourbillons qui troublent momentanément le calme de l'air. C'est là la raison majeure du bien-être qu'éprouvent les malades presque aussitôt après leur arrivée. Car que se passe-t-il quand une colonne d'air vient avec persistance nous frapper au visage? D'abord, en raison de la pression produite, il entre dans les bronches un plus grand volume d'air que lorsque l'atmosphère est calme; ensuite le renouvellement accéléré de l'air engendre un refroidissement des parties plus accentué, en même temps qu'une plus grande absorption de l'humidité de l'air.

Or, un précepte d'hygiène respiratoire indique, qu'avant tout, dans le traitement des organes qui président à cette fonction, il les faut placer dans un repos relatif aussi complet que possible, alors surtout qu'ils sont atteints d'inflammation. Sans doute le repos complet n'est pas réalisable, puisque le propre de cette fonction est de ne cesser qu'avec la vie. Mais n'apparait-il pas que le précepte a été rempli et qu'il y a été satisfait dans la limite du possible, par le seul fait qu'il a été pourvu à la diminution de l'activité respiratoire? Et ne serait-ce pas aller à l'encontre de cette simple indication du bon sens, que de mettre les malades atteints de bronchite, de pleurésie et surtout de phthisie tuberculeuse, dans une situation telle qu'ils eussent à respirer une quantité d'air accrue de l'agitation du milieu atmosphérique dans lequel on les fait vivre? Il en résulterait pour les bronches un surcroit de travail, une véritable douche d'air, qui pour elles entrainerait les mêmes effets ultimes de stimulation qu'une douche d'eau sur la peau. Ce n'est pas tout encore, le renouvellement trop accéléré de l'air implique d'autres et non moindres inconvénients: par son contact avec la surface pulmonaire il absorbe une certaine quantité de calorique, la refroidit d'autant, provoque ainsi des réactions plus ou moins énergiques, et tout à la fois soustrait à la membrane muqueuse respiratoire l'humidité naturelle nécessaire à son fonctionnement normal. Le malade ne sait pas assurément analyser cette série de phénomènes physiologiques et morbides ; mais il sait parfaitement exposer la succession des sensations qui les traduisent ; et parmi celles-ci il accuse surtout le sentiment d'ardeur et de chaleur sous-sternale qui attirent péniblement son attention, parce qu'ils dominent pour lui toute la scène morbide.

Pour les malades qui réfléchissent, voilà bien de quoi justifier ce rigorisme jugé parfois excessif de la part des médecins qui par prudence poussent la précaution à l'égard de certains malades jusqu'à leur interdire la promenade en voiture découverte, qui artificiellement reproduit en diminutif tous les inconvénients plus haut signalés. S'il en est ainsi, de quel droit viendrait-on imputer à l'eau trop forte, dirait-on toujours, les méfaits d'une imprudence dont les suites peuvent aller jusqu'à l'hémoptysie ?

Les médecins des Eaux-Bonnes sont si pénétrés de l'immense valeur qu'a pour cette station privilégiée l'absolue immobilité des couches de l'air, et qu'elle a sa part considérable dans le résultat final d'évidente supériorité sur les autres thermes qui prétendent aussi à la cure de la phthisie, qu'il y a quelques années l'administration des ponts et chaussées ayant voulu, pour élargir la route qui donne accès aux Eaux-Bonnes et lui faire une entrée plus spacieuse, abattre le rocher en forme de promontoire qui la rétrécit, mais qui en même temps la ferme aux courants d'air qui, par une plus large ouverture, y eussent pénétré facilement, ils furent unanimes à y opposer leurs réclamations énergiques et réitérées, qui réussirent à faire cesser un commencement d'exécution.

Mais j'en reviens au bénéfice de l'altitude et de la situation d'Eaux-Bonnes. S'il y avait lieu d'établir une division des hauteurs basée sur les effets qui en résultent sur l'organisme humain, ce serait ici le cas de n'en pas reconnaître d'autres que celles qui, pour ainsi dire, sont fixées par la nature. Or, la première serait limitée à une zone signalée par la fin des cultures ; la seconde aurait pour bornes la fin de la grande végétation. Cette division peut d'ailleurs s'appliquer à tous les systèmes de montagnes, et correspond aux changements que les altitudes impriment à nos organes. La station d'Eaux-Bonnes a précisément l'heureux privilége de se trouver placée à la limite des cultures, mais en pleine grande végétation ; de telle sorte qu'elle est enveloppée d'un rideau de forêts magnifiques de hêtres séculaires, qui à la fois lui fournissent d'épais ombrages et entretiennent une humidité salutaire, indispensable même dans une région où l'inclinaison du sol n'eût pas autrement permis aux eaux pluviales de séjourner et de pénétrer l'humus, mais dont l'absence eût motivé une aridité et un abaissement de température qui l'eussent rendue inhabitable. Tout le monde sait combien les cultures assainissent la terre et l'air ; ce n'est donc pas un médiocre avantage que de vivre dans une atmosphère incessamment purifiée par une végétation toujours renouvelée.

Pourquoi encore les Eaux-Bonnes ne sont-elles pas plus fréquentées ? C'est que malgré la puissance de

ses eaux, surtout dans l'état diathésique primitif, il
est bien rare que médecin et malade se décident à y
recourir à l'heure où tout serait bénéfice. Il faut pour
en brusquer la résolution, que quelque grand désastre
frappant un membre de la famille, entraîne les irré-
solutions pour les survivants; et encore n'arrive-
t-il pas toujours que dans le traitement on apporte
l'entière soumission, ni même la persistance indispen-
sables au succès. Tout au contraire, il arrive quelquefois, trop souvent même, qu'au premier rayon d'espoir que fait naître une amélioration qui commence,
on se croit guéri ; et, au lieu d'une assiduité de plusieurs années, — la guérison effective n'est qu'à ce
prix,—on invoque mille prétextes pour s'y soustraire :
les affaires surtout qui commandent la présence ailleurs, comme si la santé et la vie, qui sont en jeu,
n'étaient pas la première condition de l'avenir et des
affaires ! Aussi, les malheurs un instant suspendus,
mais que réservait l'avenir, éclatent brutalement au
jour le moins attendu. Et malgré l'imminence prévue
de la catastrophe, la douleur des proches se répand
en d'injustes plaintes, et incrimine l'Eaux-Bonnes,
cause de tout le mal.

Il faut savoir que dans la diathèse tuberculeuse
certifiée par la mort d'ascendants, nul traitement, qui
d'ailleurs n'exclut aucun des autres moyens fournis
par la thérapeutique ou l'hygiène, n'est plus puissant
ni plus radical que celui des Eaux-Bonnes. Ceux-là
seuls en méconnaissent la sûreté qui, systématiquement, se refusent à l'épreuve, entourée s'entend de
toutes les conditions de la prudence et du savoir.
C'est dans l'espèce que se produisent les effets alté-

rants de cette médication providentielle ; c'est aussi dans ce sens que l'on comprend cette conception de certains esprits voulant voir une véritable spécificité là où n'existe en réalité qu'une bien heureuse spécialisation d'action. Il faut ajouter toutefois que plus les manifestations diathésiques sont étendues ou en progrès, plus en même temps diminuent les chances de guérison; autrement dit, l'action thérapeutique d'Eaux-Bonnes est à sa plus grande puissance avant l'apparition du produit tuberculeux ; elle n'en récupère qu'une partie dans les intervalles de poussée qui s'accompagnent de rémission sous les apparences d'une santé relative. De là le précepte rigoureux de ne pas trop différer son emploi.

Qui oserait en tous cas mettre en parallèle avec la médication d'Eaux-Bonnes le traitement thérapeutique de la phthisie ? qui n'a vu comment elle se comporte à Paris dans les hôpitaux, ou même dans les familles riches, qui peuvent bénéficier de toutes les ressources de l'art? Que l'on en compare les résultats avec ce qui se passe aux Eaux-Bonnes, où l'on voit revenir pendant cinq, dix, quinze et vingt ans des malades atteints dans le plus profond de leur être, et qui, grâce à leur assiduité, ont réussi à entraver la marche du mal qu'ils portent en eux, sinon à le détruire tout à fait ?. Cette classe de malades est, il faut le dire, la plus nombreuse; mais il en est une autre, celle des malades que l'on peut considérer comme guéris radicalement : le catarrhe bronchique a disparu chez ceux-ci, le tubercule s'est enkisté; il peut même avoir été expulsé par les crachats qui, dans ce cas, ont l'aspect de la craie délayée, et ces succès sont d'autant plus nombreux que le médecin a mieux satisfait aux indications qui résultent de la constitution, de la marche et du degré de la maladie.

Tous les ans on voit arriver aux Eaux-Bonnes de malheureux malades qui se traînent ou que l'on porte jusqu'à la source ; tout le monde s'intéresse à eux et les suit du regard. On assiste aux progrès de la cure, et sans s'en rendre compte on prend une part active à leur état de chaque jour ; peu à peu leur teint s'anime ; un beau jour on voit à pied cet étranger que l'on ne rencontrait jamais que dans une chaise roulante ; un peu plus tard on le rencontre sur les promenades, et bientôt il cesse d'être intéressant et se perd dans la foule.

Pourquoi aussi ne pas conduire aux Eaux-Bonnes ces enfants à fibres molles, à chairs blanchâtres, dont toutes les glandes lymphatiques sont tuméfiées, ces enfants strumeux enfin, qu'avec si peu de succès et pendant si longtemps on médicamente à l'intérieur des villes, et même à la campagne, où l'on croit avoir tout fait en les y envoyant? Les Eaux-Bonnes cependant sont sans égales pour imprimer à toute l'économie ce puissant ébranlement qui soustrait le système lymphatique à son excès de vitalité, en la répartissant également sur l'économie tout entière. En cette matière aucune autorité n'a plus de droits au crédit que celle du Dr Darralde, qui, sur ce sujet, par la plume du Dr Constantin James, dit formellement : « que les Eaux-Bonnes avec celles de Barèges sont celles qui réussissent le mieux contre les affections strumeuses; mais que leur emploi n'est utile que jusqu'à l'adolescence ; passé cet âge, il est d'observation que les eaux de Barèges, par leur activité plus grande sur l'ensemble de l'organisme, ont une incontestable supériorité. » Il est bien évident qu'ici il est fait allusion aux manifestations strumeuses plus avancées, telles que les maladies osseuses, le rachitisme, les gonflements articulaires; et pour celles-là, la restriction n'est pas douteuse. Mais s'il s'agit de manifestations déjà profondes quoique d'une évolution moins tardive, comme les otorrhées, les coryzas chroniques et constitutionnels du domaine de l'enfance, qui de nous n'en a vu la guérison aux Eaux-Bonnes, voire même en une seule saison? D'ailleurs tout état catarrhal subordonné au même vice d'origine : auditif, oculaire, pulmonaire, vésical, utérin et même gastro-intestinal, est justiciable de la médication Eaux-Bonnaises.

Dans la voie que je veux suivre, il faut avoir le courage de ne rien laisser dans l'ombre, et se dire à soi-même quels peuvent être les motifs de défaveur dont porte la peine la station la mieux douée de toute la région pyrénéenne. J'ai donc le droit de demander, alors que par de magnifiques travaux et des aménagements multipliés à l'infini, d'autres thermes ont réussi aux yeux d'un public superficiel à compenser des infériorités certaines, si les Eaux-Bonnes, trop confiantes sans doute dans la valeur du fond, ont seulement fait au tableau un cadre digne de lui. La chose mérite qu'on s'y arrête; elle fournira son enseignement.

Or une des choses que l'on remarque avec étonnement aux Eaux-Bonnes, ce sont les étroites limites dans lesquelles se trouve restreinte l'administration de l'eau minérale. Je sais bien que l'on m'objectera que l'usage principal de l'Eaux-Bonnes consistant en boisson, pas n'est besoin de suppléer à ses vertus connues par la mise en scène d'un outillage miroitant. Cette objection s'appelle une pétition de principes, c'est-à-dire qu'elle donne pour élément de démonstration ou qu'elle suppose démontré ce qui est contesté ; aussi je passe outre et poursuis l'exposition de ce que je crois être la vérité.

Ce n'est cependant pas à la *faible quantité d'eau* dont parlent quelques baigneurs qu'il faut s'en prendre ; car toutes les sources captées peuvent ensemble fournir un rendement de 80,000 litres de débit par vingt-quatre heures, qui suffiraient amplement à tous les modes d'emploi usités dans les plus riches stations. En outre un captage sans déperdition des sources d'Ortech augmenterait encore leur rendement actuel, qui est déjà de 23,073 litres par jour, d'après M. l'ingénieur François.

La pénurie d'eau n'est donc pas la cause qui a restreint les modes d'emploi de l'Eaux-Bonnes, mais bien une idée systématique de localisation qui me paraît entachée d'exagération. Cette idée procède simplement de la nature des maladies qu'on traite aux Eaux-Bonnes, et à la spécialité desquelles on semble avoir voulu consacrer exclusivement ses thermes ; car jusqu'à ces derniers temps, — et de récents travaux publiés dans le *Bulletin de thérapeutique* ont commencé à réagir contre cette pratique exclusive, — il était généralement admis que la plupart des applications hydrothérapiques externes sont nuisibles ou inutiles dans les affections chroniques des organes pul-

monaires. Il résulte cependant de mon expérience
personnelle, que dans certains cas d'éréthisme avec
aridité de la peau, sans que cependant il y ait de
mouvement fébrile proprement dit, alors que les malades sont agacés, irritables, mécontents, un bain est
pour eux un soulagement véritable; dans cet ensemble de circonstances, c'est au bain d'Ortech que j'ai
eu recours. Pourvu que toutes les précautions aient été
prises afin que les malades échappent à toute cause
même éloignée de refroidissement, ils sortent de là
apaisés, rafraîchis, avec un véritable sentiment de
bien-être. Mais il a fallu que le bain fût court, et seulement à la température du corps. Indépendamment
des travaux auxquels j'ai fait allusion, et de ma propre expérimentation, l'épreuve des mêmes idées a
fourni à d'autres encore sa sanction favorable.
Même en ce qui concerne la phthisie, sans parler des
autres affections chroniques des voies respiratoires,
c'est certainement un préjugé que de croire à la no-
cuité sans exception des applications balnéaires; l'expérience a démontré notamment que dans certaines
formes, caractérisées par des accès de toux fréquente
et convulsive, les bains sont fort utiles. En outre,
qu'on se rassure, la spécialisation d'action des Eaux-
Bonnes n'aurait rien à souffrir de l'extension de ces
usages aux cas pour lesquels lui fut autrefois concédée sa première renommée d'eau d'Arquebusade,
peut-être trop oubliée de nos jours.

Voici à ce sujet comment s'exprime M. Pidoux
qui, sans entrer dans l'exposition des cas favorables
à l'emploi du bain, en restreint l'application ; parce

que sans doute il a surtout en vue les bains de l'établissement d'en haut :

« Doit-on donner aux phthisiques des bains d'Eaux-Bonnes? Ces bains sont peut-être les plus excitants des Pyrénées. Ils agissent très-vivement sur le système nerveux, et de même que cette eau, prise en boisson, produit sur quelques personnes l'effet du café ou du vin blanc, cause de l'insomnie, des palpitations, des anxiétés précordiales, de même les bains généraux surexcitent trop, et de la même manière, les phthisiques, généralement fort irritables. Dans tous les cas, on ne pourrait baigner que les phthisiques au premier degré, toussant à peine, et surtout sans fièvre. D'une manière générale, je n'en vois que très-exceptionnellement l'utilité. La boisson thermale suffit; elle est tout pour les phthisiques. »

Ce fut sans doute aussi sous l'influence de ces considérations que l'administration locale s'est longtemps défendue des installations coûteuses, mais nécessaires à mes yeux. Cependant, après avoir peut-être trop longtemps tardé à capter les eaux dont elle dispose, l'établissement d'Ortech en réunit un nouveau groupe; on peut le considérer comme la résultante d'un effort de réaction contre une pratique trop absolue. Cet établissement eut le double avantage de remplir une lacune dans l'échelle minérale d'Eaux-Bonnes, et de contrebalancer par sa sédation l'excitabilité dont pouvaient être coupables les bains d'en haut. Par cela seul son avenir est assuré. Ses eaux calmantes, dont la température peut être graduée à volonté et s'harmoniser aux indications diverses, me semblent, par les résultats cliniques qu'elles m'ont

offerts déjà, devoir être rapprochées de celles de
l'Esquirette, des Eaux-Chaudes, auxquelles d'ailleurs
les comparaît, m'a-t-on dit, le docteur Darralde, si
sagace dans l'administration des eaux de son domaine.
C'est un devoir pour l'administration de ne rien négli-
ger de ce qui peut compléter ce que ses efforts ont déjà
produit de ce côté. C'est une nouvelle mine à exploiter
au seul bénéfice des malades, encore nombreux, dont
le traitement thermal comporte sans conteste les applications balnéaires. Il faut qu'elle fasse tout ce qui
dépend d'elle pour motiver, en dehors des raisons de
premier ordre dont elle est redevable à la nature, si
prodigue pour elle, les sympathies du baigneur.
Quoiqu'elle y soit disposée, je ne puis le nier, on
peut dire cependant qu'elle n'a pas toujours été diri-
gée dans les voies les plus utiles; car, il faut le dire
aussi, tous les aménagements intérieurs ne sont pas
à la hauteur de sa renommée. Aux deux établisse-
ments d'en haut et d'en bas le bain simple est convenablement pourvu; mais tout ce qui concerne, ici et
là, la douche locale ou générale est imparfait, ou manque si bien que le médecin se trouve désarmé de ce
côté; car il n'y a pas lieu de considérer comme suffi-
sante l'installation repoussante et tellement incom-
plète, située dans le sous-sol de l'établissement d'Ortech, que tout y est à refaire. D'autre part, la salle
de pulvérisation de la source Vieille présente une
instrumentation difficile sans doute à maintenir en
bon état, délicate par la perfection même qu'elle
comporte, mais trop souvent aussi si défectueuse
dans son fonctionnement que sa mise en action n'est
plus possible sans qu'il en résulte pour le malade,

surtout à la fin de la saison, des accidents de toutes sortes, dont le plus ordinaire est d'être mouillé de toutes parts, malgré l'enveloppement auquel il est soumis. La pression sous laquelle l'eau arrive dans les appareils pèche en outre par défaut d'uniformité; d'où il résulte que tantôt elle dépasse le but et tantôt demeure en deçà. Enfin la température de l'eau y suit les mêmes écarts : quelquefois trop chaude et souvent trop froide.

Que l'administration locale ait elle-même le souci de sa renommée ; qu'elle aille au-devant des objections et des réformes, loin de leur laisser le temps de se formuler dans toutes les bouches ; qu'elle soit unanime dans les questions d'intérêt commun, car elle ne doit pas ignorer que c'est de la satisfaction opportune des intérêts généraux que découle l'accroissement de la fortune privée ; et qu'elle n'oublie pas que toute dépense reconnue nécessaire doit être réalisée sans retard pour produire l'effet utile qui l'a motivée.

Il en est une dont elle a reconnu l'urgence, et qu'elle semble avoir décidée en principe ; mais je crains encore que sa réalisation n'entraîne des lenteurs. Je veux parler de la création d'un casino qui, jusqu'à ce jour, fait défaut dans notre station, et qu'il y aurait faute à différer plus longtemps.

Les malades ont besoin de distraction; c'est un élément de succès qui s'ajoute au contingent de l'action thermale. Or, malgré la profusion des beautés naturelles répandues en tous lieux, mais qui cependant ne sont pas toutes à portée des malades, il est une chose qui manque surtout à ceux-ci; c'est un lieu commun de réunion, en dehors du cercle res-

treint que présente chaque salon d'hôtel. Il faut pour
réunir des éléments de population si variés, de provenances si diverses, un grand centre attractif par
sa composition même et à tous les points de vue, qui
surtout servirait de refuge pendant les jours mauvais,
où les heures sont tristes et lentes pour les malades
et les désœuvrés. L'usage d'ailleurs en a consacré
la nécessité dans toutes les villes d'eaux et de bains
de mer, là où convergent les foules dénuées des ressources ordinaires de leur vie sociale.

Il est un autre point sur lequel j'appelle toute l'attention de nos édiles. La station des Eaux-Bonnes
est liée à celle des Eaux-Chaudes par une communauté d'intérêts qui résulte du secours que, grâce à
leur voisinage, elles se prêtent l'une à l'autre. Elles
ne peuvent que bénéficier mutuellement du développement de cette solidarité, qui d'ailleurs leur est imposée par des appropriations qui se complètent l'une
par l'autre. Le fait est notoire ; aussi tend-il à se prononcer de plus en plus. Je n'en veux pour garant que
le nombre plus grand chaque année des relations de
va-et-vient établies entre les deux stations. Mais les
moyens en sont insuffisants ; et c'est à cette remarque
que vise mon observation. Il est passé en coutume, —
j'y ai peut-être contribué dans ces dernières années,
— que les malades tributaires des Eaux-Chaudes demeurent aux Eaux-Bonnes, soit qu'ils y viennent en
compagnie d'autres malades dont la présence près
des sources d'Eaux-Bonnes est ordonnée, et qu'eux-
mêmes boivent aux mêmes sources, soit qu'ils aient
sacrifié à d'autres considérations de comfort ou de vie
plus distraite. Toujours est-il qu'il faut le transpor.

quotidien de ces nombreux baigneurs, qu'ils n'aient pas trop à s'apercevoir ni du temps ni de la distance qui séparent ces deux thermes, sans quoi peut-être y pourraient-ils trouver eux-mêmes assez d'inconvénients pour renoncer à une combinaison dont l'incommodité dépasserait alors les avantages.

Tel qu'il est le courant est établi; il grossira en proportion de la notoriété que revendiquent les Eaux-Chaudes qui, bien que dans une autre direction, y font valoir des droits presque aussi exclusifs que les Eaux-Bonnes. Tous les moyens de le favoriser doivent donc être mis en œuvre. A mon sens celui des communications, et plus faciles et plus nombreuses, se place au premier rang de ceux qu'il faut accueillir. Dans ce but pourquoi ne songerait-on pas à la création d'un chemin de fer américain? La *promenade horizontale* servirait avantageusement au développement de ces rapports mutuels, si elle était prolongée jusqu'à la rencontre de la grande route départementale; ce n'est pas d'une route carrossable qu'il peut être question pour l'heure, mais simplement d'une voie praticable aux montures. Il va de soi que la commune des Eaux-Chaudes y devrait prendre part, ne fût-ce que dans la proportion de la rampe à pratiquer pour opérer la jonction avec la route principale, à la hauteur du pont du Crabé. Le reste coûterait peu d'efforts. J'ose prédire un accroissement de fortune réciproque à l'administration qui, consciente du but, y consacrera les ressources nécessaires. Car le temps est venu de songer à multiplier les moyens de toutes sortes de rapprocher plus encore ces deux stations sœurs.

Je ne puis être suspect de critique malveillante ou injuste ; et par l'aveu de mes sympathies, je crois avoir acquis le droit de dire ma pensée toute entière. Or, je ne crains pas d'incriminer ici la cherté de toutes les choses de la vie comme une des causes auxquelles on peut attribuer la moindre fréquentation de la station qui m'occupe.

Il faut être riche pour venir aux Eaux-Bonnes demander une guérison qui ne s'acquiert qu'au prix d'une assiduité de plusieurs années.

On peut, par insuffisance de ressources, se refuser le bienfait de thermes qui apaiseront des souffrances névralgiques ou rhumatismales, qui ne compromettent pas les sources de la vie ; mais se refuser la cure d'Eaux-Bonnes, alors que tout la commande et que l'interdit seulement l'exiguïté de la fortune, c'est prononcer sur soi-même un cruel arrêt de mort. Je sais bien l'objection ; la réponse est la même partout : elle résulte, me dira-t-on, de l'équilibre entre l'offre et la demande ; c'est la loi économique des transactions dans le monde entier ; mais à cela je réponds que s'il n'est offert qu'un petit nombre d'habitations convenables aux nombreuses demandes qui surgissent toutes à la fois, cela résulte d'une sorte de parti pris, qu'il serait possible, avantageux même pour tous d'en offrir davantage. Croit-on, par exemple, que si dans ce lieu privilégié, si avancé au centre de la chaîne pyrénéenne que nulle part ailleurs on ne voit d'aussi près ses pics géants, et qu'il semble, tant on les a dans la main, qu'il n'y ait qu'un pas à faire pour fouler leurs crêtes neigeuses, croit-on qu'un point si central ne serait pas le lieu de stationnement et de réu-

nion des touristes de toutes sortes, des curieux de la
nature, des heureux de ce monde, qui, à chaque nouveau printemps, vont un peu partout dresser leur tente,
en vue d'horizons nouveaux, s'ils y avaient la perspective d'un gîte assuré tel qu'ils le demandent, et que
tant d'autres lieux s'empressent de leur offrir? Si en
vue des accroissements qui bien vite y répondraient,
on avait aux Eaux-Bonnes jeté un pont suspendu
sur le *Valentin*, et construit sur le versant méridional
de la *Montagne verte* quelques jolis châlets comme
on en voit partout, et qu'on se fût ingénié à en multiplier le nombre, la forme et les expositions diverses,
aussi bien là qu'ailleurs, bientôt auraient afflué ces
malades pour lesquels la vie se prolonge à tout prix ;
des familles étrangères s'y installeraient pour une saison entière en vue de l'altitude, comme elles le font en
Suisse, sur les bords des lacs tyroliens, et dans tant
d'autres lieux enrichis par la nature, mais auxquels
cependant elle a dénié les sources d'Eaux-Bonnes.

Un mouvement de population plus considérable,
que favoriserait sans doute l'établissement prochain
d'un chemin de fer, nécessiterait en outre un courant
d'alimentation plus abondant, dont le prix s'abaisse-
rait en proportion.

Nous sommes encore loin peut-être de ces riantes
destinées. Elles attendent pour se réaliser plus de
bonne volonté de la part des intéressés, et de connaissance de leurs intérêts véritables. Il y faudrait
l'aide efficace de capitaux audacieux et la tranquil-
lité des temps. J'en appelle de tous mes vœux la réalisation ; car il faut à tout prix sortir des étroites
limites que la montagne à pic étreint de ses hautes

murailles, et en deçà desquelles nulles constructions
ne sont plus possibles. Il n'y a plus place dans la
gorge d'Eaux-Bonnes pour une seule autre maison
que celles déjà construites. Cela seul justifie dans une
certaine mesure le prix élevé des logements de tout
ordre, et la hâte qu'ont les malades d'abréger la durée de leur séjour. S'il en était autrement il n'est pas
douteux que pour un grand nombre l'empressement
à s'en aller serait moindre; et moins souvent le médecin serait en butte au préjugé des 21 jours, derrière lequel peut-être se retranche le malade pour
faire une retraite honnête, alors qu'il sent ses ressources diminuer, au taux où est la vie de chaque jour. Cette question de la durée du traitement a bien son importance, n'eût-elle pour résultat
que de mettre fin à une erreur qui étend au loin ses
ramifications, et de rendre les situations plus nettes.

Souvent, en effet, et de très-bonne foi, le malade se
présente avec la résolution prise d'avance de ne pas
prolonger au delà de trois semaines la durée du traitement, assignant ainsi à la nature une sorte d'obli-
gation, de par les lois de l'usage, d'avoir à opérer dans
un laps de temps si court les réparations d'un mal qui
souvent date de loin, et qui jamais en tout cas ne
cède à de si arbitraires et de si capricieuses injonc-
tions. Cette question se complique d'une lutte de compétence doublée d'un conflit d'attributions : il n'est
pas sans exemple que par inattention ou par défaut
de connaissance et de juste appréciation des exigences
du traitement thermal, ou bien encore pour décider
une résolution difficile à entraîner, le médecin trai-
tant ait d'avance, en l'envoyant aux Eaux, fixé lui-

même à son malade le nombre de jours qu'il y devra
rester, comme motif déterminant en faveur de sa décision, pour une absence de si courte durée ; et c'est
fort de son autorité que souvent aussi le malade in-
sinue l'époque de son départ, s'il n'ose la fixer lui-
même en dernier ressort. Il y a là une interversion
des rôles inacceptable pour le médecin, qui a toute
qualité pour dicter des lois, et non pas en rece-
voir, bien entendu dans le domaine où s'exerce son
incontestable autorité. Le traitement thermal a cela
de commun avec toutes les autres médications, que
dans la grande majorité des cas il est impossible d'en fixer la durée par avance. Elle est en
effet subordonnée à une foule de circonstances dé-
pendantes du tempérament, de l'âge, de la constitution des malades, de la nature, du degré et de la
marche de la maladie. Elle est de plus dépendante
des constitutions médicales, et surtout des divers inci-
dents qui peuvent se produire pendant l'administration des eaux .Mais s'il fallait absolument et par avance
désigner un terme probable, en raison de l'époque de
saturation qui survient, quand le traitement n'est pas
interrompu, dans des limites variables entre 28,35 ou
40 jours, ce serait aussi, d'une manière générale, à ce
laps de temps qu'il faudrait apprécier la prolonga-
tion de la cure. Mais en tout cas il vaut mieux ne pas
fixer par avance de limites à un traitement sérieux
sérieusement conduit, que tout malade doit avoir pour
but d'entreprendre, et s'en remettre à la sagacité, à la
prudence du médecin dont on aura fait choix ; car il
faut admettre aussi qu'à ce choix auront présidé les
motifs de détermination les meilleurs. Cela étant et

devant être, le malade n'a plus qu'à se laisser guider en tout par celui qui a sa confiance.

L'un des jeunes et distingués praticiens des Eaux-Bonnes, le Dr Cazeaux, a lui aussi envisagé la question au même point de vue et la traite dans les colonnes du *Journal des Eaux-Bonnes :*

« Nous avons déjà eu maintes fois l'occasion de nous élever contre le préjugé très-répandu qui assigne à la saison thermale une durée de vingt-un jours. Une grande partie du public et, disons-le franchement, une petite partie du corps médical, se laisse influencer par ce jugement à priori. Eh bien! tant qu'une idée aussi peu scientifique, et surtout aussi peu exacte vis-à-vis d'un traitement par l'Eaux-Bonnes, n'aura pas été définitivement abandonnée, nous reviendrons à la rescousse et nous la combattrons avec toute la force d'une conviction profonde. — Que les gens dont la santé n'est pas sérieusement menacée fixent à l'avance la durée de leur séjour près d'une station quelconque où ils vont humer un air plus pur, boire une eau plus légère, prendre des bains plus onctueux ou plus toniques, nous n'avons pas y contredire : ces personnes-là ont surtout besoin de se reposer et de changer leurs habitudes; elles peuvent sans grand dommage en agir à leur fantaisie; nous les mettons hors de cause.

« Mais que des malades *sérieux*, se rendant à une station *sérieuse*, veuillent eux-mêmes et d'avance indiquer le jour précis où ils devront cesser de boire ou de se plonger dans la baignoire; voilà une prétention que récusent et la théorie physiologique et la pratique médicale.

« A Eaux-Bonnes notamment le bon sens le plus

banal suffirait pour réduire à néant une vue de l'esprit aussi hypothétique en principe que nuisible dans l'application. Comment voulez-vous en effet qu'une cure uniforme dans sa durée soit prescrite à des valétudinaires qui diffèrent non moins par la nature intime de leur maladie que par leur tempérament et leur constitution? Celui-ci est sanguin ou nervosique, celui-là est lymphathique ou scrofuleux ; l'un n'est affecté que d'une angine ou d'une bronchite simple, l'autre a des granulations à la gorge, un troisième porte la phthisie en germe ou en pleine évolution.

« N'est-il pas évident, en laissant de côté les autres procédés balnéothérapiques, que la quantité d'Eaux-Bonnes à ingérer sera très-variable suivant ces diverses conditions ? Tel malade débute par une ou deux cuillerées et n'en éprouve pas moins d'effet que celui qui commencera par un verre. Nous le répétons : tout dépend du terrain qui est mis en contact avec le médicament minéral, et ce terrain dans sa structure complexe n'est pas si facile à définir qu'il n'y faille une certaine intelligence et de longues années d'étude.

« Tout ce que nous pouvons concéder, c'est qu'il y a certaines limites en deçà et au delà qu'il sera rarement utile de franchir ; et ces limites pour notre station se meuvent entre vingt et quarante jours ; nous dirions presque trente jours pour les cas où rien n'est venu interrompre la continuité du traitement.

« Mais on voit par là précisément que le chiffre de vingt-un jours n'est même pas une moyenne ; c'est bien plutôt un minimum, car très-peu de buveurs (bien entendu de ceux qui ont bu d'une façon prévoyante et méthodique) arrivent à saturation avant cette époque. S'il y avait une moyenne véritable, cette moyenne serait de vingt-cinq jours ; c'est en effet celle qui ressort de nos observations de plusieurs années pour les cas n'offrant rien de particulier au point de vue soit de la marche de la maladie, soit du tempérament du malade.

« Mais ces cas eux-mêmes où la moyenne est applicable ne peuvent être bien appréciés que par les hommes de l'art qui ont observé sur place, à Eaux-Bonnes comme dans toutes les autres stations *sérieuses*.

« Nous repoussons donc les vingt-un jours de cure du public et nous déclarons ce public incompétent en la matière, au risque d'être traité d'*orfévre*. »

Le Dr Rapin, de Genève, un visiteur des Eaux-Bonnes, frappé de la justesse des observations de l'auteur, a cru devoir apporter son tribut au concert de remarques judicieuses qui précèdent, et il répond à l'article du Dr Cazeaux de la façon que le lecteur appréciera dans les lignes qui suivent :

« Dans un article intitulé *le Préjugé des 21 jours*, vous vous élevez contre l'erreur fort répandue qui prétend assigner à une cure thermale une durée invariable de 21 jours. Cette limite chronométrique est non-seulement enracinée dans l'esprit du public, mais elle est même formulée par quelques médecins.

« Il se peut que des médecins, dans le but de ne pas effrayer un malade peu disposé à se déplacer, ne laissent entrevoir à leur client que le minimum du temps à consacrer au traitement thermal. C'est, pensons-nous, de cette manière qu'il convient d'envisager une prescription qui, si elle était maintenue quand même, serait en opposition avec le plus simple bon sens.

« Les maladies chroniques, les seules qui se présentent à l'observation du médecin hydropathe, n'ont pas, comme les maladies aiguës, une marche franche, une durée prévue. Tout dépend de l'individu qui en est porteur, c'est-à-dire du terrain sur lequel elles sont implantées ; on doit tenir compte de l'âge, du sexe, du tempérament, de la date de l'affection, de son origine, de ses complications, etc. On comprend donc qu'un traitement appelé à modifier profondément une constitution et à entraîner un changement dans l'état morbide d'un organe ne puisse pas avoir de terme tracé à l'avance. Trois semaines sont un temps bien court pour déraciner une maladie qui s'est emparée de vous peu à peu, à votre insu, et qui, si elle s'est manifestée depuis peu par quelque symptôme apparent, n'en est pas moins un ennemi de vieille date.

« Mon mal vient d'un refroidissement, entendons-nous dire souvent aux malades. C'est bien la vérité qu'ils expriment, mais une partie seulement de la vérité. Le refroidissement que vous accusez n'est que la cause déterminante, la goutte d'eau qui a fait déborder. Il y a encore un autre facteur qui existe toujours au préalable, sans la présence duquel l'affection dont vous gémissez n'eût pas existé. Ce facteur, c'est la prédisposition à devenir malade, prédisposition due à un germe qui ne cherche que l'occasion de se développer. Eh bien ! c'est ce germe qu'il faut étouffer à tout prix. En général, nous ne consentons que difficilement aux sacrifices qu'impose la maladie. Le combat demande des armes ; livrez donc l'arsenal tout entier. Le salut est à ce prix.

« Aussi, très-honoré confrère, approuvons-nous sans réserve votre persistance à combattre ce que vous appelez avec raison un préjugé. Et aux valétudinaires qui demandent des directions sur leur traitement thermal, nous n'avons aucune réponse à faire, si ce n'est que le médecin des eaux est seul juge, seul compétent.

« Que les malades s'abandonnent donc avec confiance à l'homme de l'art chargé de diriger leur cure thermale, et ce sera pour eux tout bénéfice.

« Nous aurions désiré, puisque nous avons abordé ce sujet, ajouter encore quelques conseils relativement à la nécessité des cures répétées chez les personnes qui ont obtenu une amélioration équivalant à une guérison et qui se croient, par ce fait, dispensées de se soumettre à un nouveau traitement thermal ; mais la crainte d'être entraîné trop loin et l'étendue déjà grande de cette lettre nous engagent à en rester là pour aujourd'hui. »

II

A quelle époque convient-il de faire le traitement d'Eaux-Bonnes?

Ici il y a lieu à distinction, car le moment qui convient à l'une des affections pour lesquelles le malade entreprend le traitement d'Eaux-Bonnes convient moins à une autre et peut-être pas du tout à une troisième.

S'il s'agit de bronchites chroniques, de bronchorrhée, d'affections catarrhales, pour plus généraliser, ou bien encore de pharyngite et de laryngite granulée ou simple, de pleurésie ancienne avec des restes d'épanchement et d'adhérences, d'asthme, les mois de juillet et d'août conviennent également; il n'y a pas à insister longuement sur l'époque la plus opportune; toutes leur correspondent également, sous condition cependant de certaines susceptibilités personnelles qu'il faut sauvegarder.

Toutefois si ces formes morbides ne sont que les manifestations d'un même vice spécifique, l'herpétisme par exemple, ainsi qu'il échoit souvent, l'indication se modifie; l'automne convient mieux au traitement de ses subordonnées. Elles sont à cette époque de l'année dénuées de la malignité qui les complique au printemps. Mais si la phthisie tuberculeuse est en jeu, elle impose une bien autre circonspection. Je laisse ici la parole au savant inspecteur des Eaux-Bonnes qui, dans son beau livre de la phthisie, a traité la question avec le sens critique qui lui appartient :

« A quelle époque les phtisiques doivent-ils prendre les eaux d'Eaux-Bonnes à la source?

« La saison officielle commence le 1er juin et finit le 30 septembre. Certains malades, dont l'affection est froide, torpide, peu avancée, qui sont sans fièvre et sans phlegmasie pulmonaire qui retentisse loin de son siége, peuvent faire leur cure pendant l'un quelconque de ces quatre mois.

« Cependant, il est prudent de s'éloigner le plus possible du printemps et de s'éloigner le moins possible de l'automne; c'est la première règle. La seconde est de fuir l'époque des chaleurs fortes et continues. Voici les raisons de ces deux conseils :

« On ne sait généralement pas assez que la phthisie, comme toutes les maladies chroniques d'ailleurs, mais plus encore qu'aucune d'elles, a sa plus forte période d'exacerbation naturelle au printemps et son temps de rémission le plus marqué en automne. Les éruptions ou les poussées tuberculeuses les plus hâtives et les plus violentes ont leur maximum de l'équinoxe de printemps au solstice d'été, et leur apaisement le plus marqué de l'équinoxe d'automne au solstice d'hiver. Or, nous savons que les Eaux-Bonnes doivent être administrées autant que possible loin des époques de ces éruptions tuberculeuses, qui sont toujours inflammatoires et fébriles, beaucoup plus communes au printemps, beaucoup plus rares, au contraire, dans les quatre ou cinq derniers mois de l'année. Le trimestre le plus favorable à celte cure thermale, pour les phthisies fébriles, serait le trimestre d'août, septembre et d'octobre. Les mois de juin et de juillet seraient réservés aux catarrhes, aux asthmes, aux angines et aux phthisies non fébriles.

« Les malades, la plupart des médecins même, sont convaincus que la cure thermale d'Eaux-Bonnes exige le plein été et la plus grande chaleur atmosphérique possible. C'est une grave erreur. Qu'on observe la phthisie à Paris dans les hôpitaux, et on verra que la période de la plus grande et de la plus rapide mortalité pour les phthisiques correspond aux mois des plus grandes chaleurs; et que les étés longs et très-chauds sont les plus funestes aux phthisiques. La fonte tuberculeuse, inflammatoire et fébrile, n'est jamais plus hâtive que du 15 juin au 15 août, lorsque l'été est torride et les grandes chaleurs continues.

« Quant aux phthisies les plus graves et les plus plus fébriles, qui ne sont jamais plus communes à Eaux-Bonnes que du 1ᵉʳ juillet au 20 août, elles y font des cures moins faciles et moins bien tolérées à cette époque qu'avant, et surtout après. Les malades dorment mal; leurs sueurs, celles de la nuit surtout, sont profuses et épuisantes. L'eau minérale sature plus vite et ne peut pas toujours être administrée aux doses suffisantes; enfin, les diarrhées qui interrompent le traitement sont beaucoup plus fréquentes. Il conviendrait donc de partager la saison en deux ou trois parties et de distribuer les malades dans ces

diverses périodes, suivant la nature et le degré de
lour affection. »

Le Dr Cazeaux, dont la compétence se double ici
d'une exacte connaissance des conditions climaté-
riques d'une localité qu'il habite toule l'année, dans
son *Journal des Eaux-Bonnes*, feuille locale intéressante pour lous, bien écrite et souvent avec humour,
ne cesse de répéter que c'est un préjugé de croire
que la station cesse d'être habitable dès la fin d'août.
Il engage les malades à ne pas se laisser guider par
la mode, dont les arrêts sont si souvent absurdes; et
pour plus de renseignements, il s'en réfère à une cita-
tion qu'il emprunte au savant docteur Schnepp, ancien sous-inspecteur des Eaux-Bonnes :

« ... Pendant les quatre mois de la saison
thermale des Eaux-Bonnes, nous trouvons une température moyenne de 17° 24, précisément celle au milieu de laquelle vivent les poitrinaires qui vont respirer l'air sur les hauteurs de la Cordillère des
Andes et de l'Himalaya : c'est là aussi, à peu près,
la température moyenne des mois les plus chauds
dans certaines régions de nos Alpes, où la phthisie
devient rare; c'est encore ce même degré de chaleur
moyenne que nous trouvons, pendant les mêmes
mois, à Samara, près les steppes de Kirgis, où l'on
ne trouve pas non plus de poitrinaires indi-
gènes.

« Mais l'amplitude des oscillations thermométriques
est plus grande dans cette dernière localité qu'aux
Eaux-Bonnes, où elle dépasse rarement 10° dans le
même jour, et elle n'est pas inférieure à 40. Les

écarts moyens d'une décade à l'autre sont de 15 à 16°;
comme dans l'Engadine et au grand Saint-Bernard
pendant la saison chaude. C'est évidemment sous le
rapport de ces larges oscillations du thermomètre que
toutes ces localités de la zone tempérée se distinguent
du climat des altitudes tropicales, où règne la plus
parfaite uniformité, ainsi qu'en Islande et dans les
îles Féroë.

« Ainsi, au point de vue de la température, la station
thermale des Eaux-Bonnes se trouve sur l'isotherme,
et par la latitude et par l'altitude des principales localités, où la maladie de poitrine diminue ou manque
complétement ; elle offre, sous ce rapport, aux poitrinaires, pendant la saison chaude, autant d'avantages que les plateaux élevés des Andes, de l'Himalaya
et des Alpes. Notre station pyrénéenne s'éloigne
principalement de ces dernières par le grand écart
de ses températures extrèmes et ses maxima plus
forts, qui coïncident avec le mois de juillet et d'août,
période pendant laquelle la plus grande affluence de
monde se porte précisément vers ces thermes. Nous
pensons que les plus sages et surtout les plus malades
feront bien de se soustraire à l'influence de ces variations en fréquentant les Eaux-Bonnes , particulièrement pendant les mois de mai, de juin, de *septembre et d'octobre.* Il résulte d'ailleurs déjà de
notre relevé de statistique, ainsi que des données
fournies par l'observation de la température, que l'altitude des Eaux-Bonnes deviendra un *sanatorium*
pour les poitrinaires, quand ceux-ci consentiront à y
séjourner pendant une période de plusieurs mois de
suite et renouvelée pendant plusieurs années. »

Dans les cas graves, dans ceux où la phtisie a tout envahi, où le malade est imprégné dans tout son être, où, pour modifier un organisme si fatalement entraîné, il faut user de tous les moyens d'action que présente une cure prolongée ; la possibilité de sa continuité au delà des limites assignées par le préjugé sera donc un premier élément de succès.

Dans ces cas, pour lesquels d'ailleurs des soins minutieux et souvent de tous les instants sont avant tout nécessaires, il faut à tout prix échapper à l'intolérance de l'eau, et par tous les artifices éviter la satiété.

J'ai formulé le traitement thermal dans ces circonstances, suivant un mode dont les avantages me sont acquis.

C'était l'une des manières d'administrer l'eau du Dr Darralde. Mais pour plus préciser, il est entendu qu'il s'agit de ces phthisiques chez lesquels une période de calme a remplacé des évolutions successives et d'un retour trop rapide. A ceux-là rien ne doit coûter pour enrayer le mal, et voici le traitement proposé : La saison sera aussi prolongée que possible. Il y sera débuté par des doses initiales, toujours très-réduites, et graduées dans leur augmentation avec la plus extrême lenteur et circonspection, voire même maintenues telles quelles au delà du temps consacré par l'usage. Autant qu'il est possible le malade boit à la source trois ou quatre jours de suite ; un intervalle de repos variable fait suite à ces jours de traitement effectif. Après quoi on permet au malade de nouvelles doses pendant un laps de temps à peu près égal au premier ; de telle sorte que la cure s'accomplit sans excitation véritable ni saturation, grâce à la succession des périodes de repos et d'activité, jusqu'à des limites qu'en vain on eût tenté d'atteindre autrement.

Après le témoignage autorisé du Dr Pidoux, qui a si nettement partagé la saison thermale suivant les appropriations qui concordent le mieux avec chacune des formes de la phthisie, après les conclusions du Dr Schneepp, qu'il me soit permis d'insister sur cette question qui ne me semble pas avoir été l'objet d'une attention proportionnée à son importance.

Les phthisies avancées du deuxième et du troisième degré ne sont pas exclues de la sphère d'attributions de l'Eaux-Bonnes. Elles y ont au contraire leur place marquée ; mais à la condition qu'elles offriront pour point d'appui à la puissance médicatrice quelque tissu sain où elle puisse s'exercer fructueusement et sans danger. Nous y avons tous vu des malades porteurs de cavernes plus ou moins étendues, qui ne suppurent plus depuis des années, qui ne s'obturent cependant pas, et qui vivent ; c'est-à-dire dont l'Eaux-Bonnes entretient la vie, à la condition qu'il n'abusent de rien.

Pour ces sortes de malades la question d'opportunité domine toute autre considération.

L'observance du précepte qui consiste à ne pas administrer l'Eaux-Bonnes coïncidemment avec la survenance d'un travail morbide inflammatoire est pour ceux-ci une condition qui les prime toutes. Il faut donc mettre à profit les temps d'arrêt à quelque moment qu'ils apparaissent et quelle que soit leur brièveté. Or l'expérience a démontré qu'à l'opposé de la

poétique image de Millevoye, la chute des feuilles,
loin de coïncider avec la fin des phthisiques, est pour
eux au contraire l'époque du calme et de la rémission
par excellence. Les chaleurs de l'été leur sont funestes ; elles semblent hâter leurs derniers jours, en activant la combustion du flambeau qui s'éteint. En cette
saison le traitement thermal serait une source d'excitation fâcheuse et sans réparation qui la compense.
Tout alors se transformerait en éléments contraires,
jusqu'à ces décharges électriques qui dans les hautes
régions accompagnent fatalement les orages, si fré-
quents dans les montagnes aux temps caniculaires.
Elles retentiraient douloureusement, comme je l'ai
vu trop souvent, sur ces organisations de sensitive
qui vibrent à l'unisson des moindres oscillations du
dehors.

L'automne, c'est-à-dire le mois de septembre et une
partie d'octobre, est la saison d'élection de ces sortes
de malades, pour lesquels le calme de la nature et
des lieux est l'indispensable condition d'une bonne absorption thermale. La fraîcheur relative des matinées
qu'éclaire un soleil radieux, non plus que celle qui
succède soudain à sa disparition derrière les montagnes, ne sont des motifs d'exclusion. Il est si facile
de s'en défendre par des vêtements appropriés, ou
de ne les pas affronter en se renfermant chez soi ! Ne
seraient-elles pas d'ailleurs bien plus à redouter
pour les malades s'ils avaient à en ressentir les effets
dans des localités plus septentrionales ? Mais pour
éviter toute surprise, il faut être prévenu qu'assez
ordinairement la première semaine de septembre est
pluvieuse et froide aux Pyrénées, pour n'y arriver

qu'après ce premier tribut payé au changement de saison, ou pour le supporter sans découragement ni murmures avec la perspective si riante et bientôt réalisée des purs horizons qui viendront après. Que les malades sachent bien aussi que tous les médecin qui ont exercé dans cette station y ont observé qu'une température un peu fraîche se concilie mieux avec une bonne absorption de l'eau minérale que les chaleurs sèches, qui, quelquefois, provoquent l'intolérance des plus petites doses. Tout au plus y a-t-il lieu dans l'arrière-saison, pour correspondre à ces différences, d'augmenter un peu les proportions de l'eau administrée, et de ne s'en pas tenir aux quantités fractionnées presque infinitésimales de la saison d'été.

Th. Bordeu écrivait lui-même à Mme de Sorberio :

« Quant aux saisons, on fait bien de choisir le printemps ou l'automne ; ce sont des temps où nos humeurs sont dans un état qui les rend propres à la santé ; elles ont un mouvement déterminé qui n'est ni trop fougueux ni trop lent. »

On ignore généralement combien l'automne est beau dans les Pyrénées ; ou si le fait est concédé et reconnu à l'endroit de quelques-unes de ses stations hydrologiques, c'est une sorte de parti pris de le méconnaître à l'égard des Eaux-Bonnes. Cependant rien n'égale la splendeur du ciel et la pureté de l'air dans ces hautes régions. A cette époque de l'année rien ne trouble plus l'absolue sérénité de l'atmosphère, débarrassée de ces nuées orageuses, de ces conflits d'électricité qui, pendant l'été, se disputent les hautes couches de l'air, et qui font alors des mois de juillet et d'août une succession ininterrompue d'orages et de pluies torrentielles, que séparent seulement des jours de chaleurs croissantes. Les brumes, si fréquentes pendant le reste de l'année, ont aussi totalement disparu, et ne réapparaissent plus que rarement au coucher du soleil. L'air est tiède, embaumé des senteurs propres aux feuilles jaunissantes, dont les teintes variables et nuancées de pourpre enrichissent le paysage d'aspects nouveaux et toujours admirables. La vie au dehors est sans risques, pleine de charme, et possible pour tous les malades, même avec les arrêts nécessaires, dans ces beaux jours passés loin du bruit, où le calme de la nature s'harmonise avec la paix du corps et entretient l'espérance. Il faudrait n'avoir jamais observé l'inévitable influence des agents qui nous entourent, pour ne pas concéder les bienfaits d'un milieu si à souhait, pour s'y soustraire systématiquement ou d'une façon routinière, alors que Dieu, dans sa toute-puissante prévoyance et sa bonté, les a créés pour le bien de l'homme et l'apaisement de ses douleurs.

Ces considérations par elles-mêmes ont bien leur importance; mais ce qui en accroît encore la portée, c'est l'opportunité qui en double la valeur. La plupart des malades que je veux désigner sous la dénomination de malades de l'arrière-saison, qui leur conviendrait si bien, ont à continuer pendant l'hiver la lutte commencée contre un mal qui malheureusement n'est pas encore vaincu par une première cure d'Eaux-Bonnes. Ils ont à faire choix d'une station d'hiver, déterminée en vue du maintien et de la consolidation des améliorations obtenues, dont la moindre imprudence, il faut le dire et qu'on le sache, ébranlerait la frêle stabilité. Leur susceptibilité en fait loi. Elle commande le choix judicieux d'un climat uniforme, sans extrêmes, et qui sans secousse ni transition rende le malade à ce qu'on peut appeler pour lui les sources de la vie. Or les stations d'hiver sont toutes plus ou moins dans le voisinage.

N'était-ce pas un devoir dicté à notre compétence que de présenter sous cet aspect nouveau la question d'opportunité qui, en médecine thermale aussi bien que dans la médecine thérapeutique, est de moitié dans le succès? Ne m'appartenait-il pas d'éclairer les malades ou ceux qui en ignorent, sur l'importance de détails qui se rattachent à des intérêts si chers; de leur faire connaître que la cure d'automne s'harmonise mieux avec l'état pathologique du moment, qu'elle est possible et même favorable, eu égard à l'état climatérique qui facilite la meilleure assimilation du médicament hydrominéral; et qu'à l'issue du traitement c'est une bonne fortune sans pareille que n'avoir plus à affronter les premiers froids et l'humidité de l'arrière-saison des zones plus septentrionales, que peut-être ces malades auraient dû rejoindre pour y attendre l'heure où émigrent les hirondelles, puisqu'à cette heure aussi le temps est venu pour eux de se porter vers les climats plus doux?

Il n'est pas douteux qu'à la vulgarisation de ces notions correspondraient sûrement des améliorations plus soutenues, sans interruptions ni rechutes, et que la somme des guérisons définitives s'en accroîtrait;

tandis qu'il est trop fréquent de voir les malades perdre, dans les trop brusques variations de température telles qu'elles résultent d'un trop hâtif changement de résidence, les bénéfices qu'ils avaient acquis déjà, ou ceux qui étaient en germe à la fin d'une saison d'Eaux-Bonnes.

Clichy. — Impr. Paul Dupont, rue du Bac-d'Asnières, 12. (1680. — 73.)